《江苏省学生常见病和健康影响因素监测报告 2020》
编 委 会

主　任　周明浩

副主任　石建峰　朱宝立　武　鸣　杜　伟　周永林

委　员　顾鹏程　张凤云　刘　辉　沈　蕙　苗升浩
姚庆斌　陈文英　周伟杰　庄家毅　徐晓红

主　编　周永林　张凤云　杨　婕

副主编　张锡彦　黄建萍　胡　佳　杨　娟

参　编　（按姓氏笔画排序）
王　欣　王　艳　巩方文　朱维维　华旖雯
刘　黎　闫京晶　安　娜　孙中友　杨文漪
张　娟　张春霞　陈苏南　项　耀　贺玉川
钱红丹　黄　凤　黄　琦　董惠斌　韩　迪

序

儿童青少年是祖国的未来和希望，少年兴则国家兴，少年强则国家强。近年来，我国学生常见病如近视、龋齿、肥胖、营养不良、脊柱弯曲异常、血压偏高等已引起社会广泛关注，不健康饮食、吸烟、饮酒、网络成瘾等健康危险行为日益突出，使儿童青少年的身心健康受到严重威胁。国家一直把儿童青少年健康放在战略地位，2016 年 10 月中共中央、国务院印发《"健康中国 2030"规划纲要》，提出要加强学生常见病防治，并继续开展重点地区儿童营养改善等项目。2018 年8 月，习近平总书记作出重要指示，要求"全社会都要行动起来，共同呵护好孩子的眼睛，让他们拥有一个光明的未来"。同期，《综合防控儿童青少年近视实施方案》《健康中国行动（2019—2030 年）》等文件也把促进儿童青少年健康列入重大行动。

从 2016 年开始，原国家卫生与计划生育委员会启动全国学生常见病和健康影响因素监测，目的是掌握学生健康状况，保障和促进儿童青少年健康，为政府评估儿童青少年近视、肥胖等常见病防控成效，进一步采取针对性干预措施提供依据。2017 年，江苏省提前 2 年将监测点覆盖到所有设区市，并自主设计开发数据收集与管理系统；2018 年，江苏省尝试在监测中进行散瞳验光，以准确获得学生近视率，其结果为国家制定相关标准提供了宝贵的依据；2019 年起，江苏省基于监测工作，建立了近视防控研究体系；2020 年起，江苏省针对学生心理不健康、伤害等社会热点问题，在监测中进一步挖掘相关信息。在项目进行的几年中，江苏省不断完善监测内容，扩大监测范围，提高监测质量，干预工作勇于创新、形成江苏特色，相关工作得到了国内行业专家的认可。

为描述江苏省学生健康状况及其影响因素分布特征，从而进一步有针对性地提出相关预防措施和健康促进策略，我委特组织江苏省疾病预防控制中心儿童青少年健康促进所撰写本书。本书基于 2020 年江苏省全省学生常见病监测数据，详细描述了江苏省学生健康状况、健康影响因素、重点常见病患病情况等主要指标，同时附加了大量的图表，更直观地展示了监测结果。希望本书的出版，能为各级政府部门出台儿童青少年健康促进策略提供科学依据，为各专业技术部门人员开展儿童青少年常见病监测与干预提供借鉴，为国内同行提供可比较的数据参考，为基层学校卫生专业技术人员能力提升提供支持。

江苏省卫生健康委员会副主任　**周明浩**

2021 年 9 月

目　　录

第一章 绪　论

一、背景

儿童青少年是祖国的未来和希望，少年兴则国家兴，少年强则国家强。儿童青少年时期是人各项生理机能开始发育和不断完善的阶段，保证该阶段的身心健康是儿童青少年全面成长与发展的基础。近年来，我国儿童青少年学生中常见病如近视、龋齿、肥胖、营养不良、脊柱弯曲异常、血压偏高等已引起社会广泛关注，不健康饮食、吸烟、饮酒、网络成瘾等健康危险行为日益突出，使学生的身心健康受到严重威胁。因此，对学生这一特殊群体进行常规监测以及分析，不仅可以掌握江苏省儿童青少年健康状况，而且有助于推动“健康江苏”相关工作，从而进一步有针对性地提出相关预防措施和健康促进策略，为促进学生身心健康提供科学有效的保障。

世界卫生组织一直把儿童青少年健康放在战略地位。2015 年 9 月，联合国会议启动了《妇女、儿童和青少年健康全球战略(2016—2030)》，并在可持续发展议程中提到儿童和青少年的生存、健康和福祉对于实现可持续发展目标必不可少。同样，我国对于儿童青少年健康问题也十分关注。2016 年 10 月，中共中央、国务院印发《“健康中国 2030”规划纲要》，提出要加强学生近视、肥胖等常见病防治，并继续开展重点地区儿童营养改善等项目。2018 年 4 月，国家卫生健康委员会印发《健康儿童行动计划(2018—2020 年)》，提出要加强儿童常见病防治。2019 年 7 月发布的《健康中国行动(2019—2030 年)》更是把中小学健康促进行动列入重大行动，针对中小学生近视、肥胖、心理不健康等突出问题，提出个人、家庭、学校及政府应采取的举措。因此，可以看出儿童青少年常见病防治在国家健康战略中越来越受到重视。

从 1985 年开始，国家共组织了 8 次大规模全国学生体质与健康调研，包括形态、生理状况、身体素质和健康情况。2016 年开始，原国家卫生与计划生育委员会启动全国学生常见病与健康影响因素监测并每年定期进行，自 2018 年起监测覆盖了全国除港澳台外的所有省（直辖市、自治区）。通过开展不同规模的学生体质健康监测及采取有针对性的综合干预措施，我国中小学生常见病防控工作已经取得了一定的进展。早在 2005 年和 2008 年，我国就开展了两次全国性的青少年健康危险行为监测调查工作，建立了比较全面的“青少年健康危险行为监测”指标体系。

为认真贯彻落实习近平总书记关于学生近视防控等工作的重要指示精神，有效预防控制学生常见病的发生，推进落实《综合防控儿童青少年近视实施方案》和《“健康中国 2030”规划纲要》对学校卫生相关工作的要求，按照《国家卫生健康委员会办公厅关于印发 2020 年全国学生常见病和健康影响因素监测与干预工作方案的通知》（国卫办疾控函〔2020〕637 号）和《2020 年江苏省学生常见病和健康影响因素监测与干预工作方案》的要求，在江苏省卫生健康委员会的大力支持和教育部门的积极配合下，省、市、县区三级疾病预防控制中心工作人员于 2016 年开始开展学生常见病和健康影响因素监测工作，于 2018 年开始开展学生近视专项调查。根据江苏省的具体情况，覆盖所有设区市，采用分层整群随机抽样，具有良好的代表性。为保持监测数据的动态性和连续性，江苏省学生常见病和健康影响因素监测按年度持续开展。

2020 年江苏省学生常见病和健康影响因素监测采取全省范围内的现场调查，主要包括学生近视等常见病监测、学生健康状况及健康影响因素监测。本书对 2020 年全省学生常见病和健康影响因素监测的主要结果进行全面报告和系统阐述。另外，根据国家要求，不同学段（幼儿园、小学、初中、高中、大学）学生有其自身特点，调查内容并不完全一致，因此本书中具体结果将按实际调查情况呈现。

二、监测目的

为推进落实《综合防控儿童青少年近视实施方案》和《“健康中国 2030”规划纲要》对学校卫生工作的要求，掌握儿童青少年近视、肥胖等主要常见病情况和影响健康的主要因素，依托江苏省学生常见病和健康影响因素监测平台，开展了学生近视等相关监测工作,保障和促进儿童青少年健康,对政府评估新冠肺炎疫情防控常态化下全省近视防控成效,进一步采取针对性干预措施提供了依据。

三、监测内容与方法

(一)学生近视等重点常见病监测

在小学、初中和高中所有年级以及大学一至三年级开展健康监测,科学监测学生常见病和生长发育情况,掌握学生近视、龋齿、肥胖、营养不良、脊柱弯曲异常等常见病及青春期发育情况,评估学生群体健康及生长发育水平,此外,同时开展幼儿园大班儿童近视监测工作。对于所有幼儿园大班儿童及大中小学校各年级学生以整班为单位开展调查,在每所幼儿园至少抽取 80 名 5 岁半至 6 岁半儿童,小学、中学和大学每个年级至少抽取 80 名学生,即每所小学至少抽取 480 名学生,每所初中、高中和大学至少抽取 240 名学生。不足部分由附近同等类型学校和幼儿园补充。

(二)学生健康状况及影响因素监测

分别在每所学校的 3 个年级(小学四至六年级,初中、高中和大学一至三年级)至少抽取 240 名学生开展问卷调查,每个年级至少 80 名学生,以整班为单位开展调查。

健康状况及影响因素监测:针对不同年龄段学生常见病发病情况和健康影响因素特点,主要监测学生饮食和体力活动相关情况,伤害相关情况,吸烟、饮酒及成瘾性物质使用情况,网络使用情况,不良用耳行为,以及青春期健康教育情况等,综合评估学生身心健康状况。

学生眼部健康相关影响因素专项调查:针对儿童青少年近视高发状况,主要调查学生座位调换及课桌椅调试情况、眼保健操频次及课间休息习惯、读写姿势、近距离用眼情况、户外活动及睡眠时间情况、学习时长及运动时间变化情况、电子屏幕使用情况、视力检查及矫治情况等,全面了解学生用眼环境、用眼习惯,为进一步提出有效干预措施提供依据。

（三）学生传染病知信行专题调查

针对新冠肺炎疫情，在大中小学生中开展有关传染病防控情况调查，特别是新冠肺炎防控相关知识、技能掌握情况以及传染病防控行为养成情况调查，全面了解学生对传染病的认知水平及防控措施执行程度，为今后学校开展传染病防控工作提供依据。

四、质量控制与评价

按监测方案要求规范学生常见病监测数据采集、管理、应用，适时进行干预评估，确保监测质量和干预的有效实施。科学选择监测地区，抽取监测学校，确定监测对象，使用符合要求的监测仪器和设备，严格按照干预方案开展干预活动。省级部门在接受国家级统一培训后，对设区市、县区级监测及干预人员进行培训并考核，县区级在开展监测前再次组织调查组人员进行二次技能培训，加强检查指导。各级卫生健康行政部门对入校的专业机构及人员资质进行审核，与教育部门共同组织开展学生常见病监测，加强现场质量控制，并随机抽取5％的学生进行现场复核。江苏省统一采用“江苏省学生常见病和健康影响因素监测系统”的电子问卷进行现场问卷填写及监测数据录入。

第二章　一般情况

一、调查对象性别、学段、城乡和地区分布情况

2020 年江苏省学生重点常见病监测共调查 59 824 人，其中男生 31 438 人，占52.6%，女生 28 386 人，占 47.4%，男生与女生性别比为 1.1∶1。

全部调查对象中，幼儿园儿童 4217 人，占 7.0%，小学生 26 311 人，占 44.0%，初中生 13 040 人，占 21.8%，高中生 13 111 人，占 21.9%，大学生 3145 人，占 5.3%。

从城乡分布来看，城区 34 952 人，占总调查人数的 58.4%，郊县 24 872 人，占总调查人数的 41.6%。从不同地区来看，苏南地区 22 764 人，苏中地区 14 025 人，苏北地区 23 035 人，分别占总调查人数的 38.1%、23.4%和 38.5%。（表 2-1-1）

表 2-1-1　2020 年江苏省学生重点常见病监测调查人群构成情况

性别	学段	城乡				地区						总计	
		城区		郊县		苏南		苏中		苏北			
		N	%	*N*	%	*N*	%	*N*	%	*N*	%	*N*	%
男	幼儿园	1107	1.9	1151	1.9	882	1.5	500	0.8	876	1.5	2258	3.8
	小学	6886	11.5	6883	11.5	5233	8.7	3118	5.2	5418	9.1	13 769	23.0
	初中	3469	5.8	3492	5.8	2618	4.4	1635	2.7	2708	4.5	6961	11.6
	高中	5135	8.6	1725	2.9	2564	4.3	1679	2.8	2617	4.4	6860	11.5
	大学	1590	2.7	0	0.0	590	1.0	409	0.7	591	1.0	1590	2.7
	小计	18 187	30.4	13 251	22.1	11 887	19.9	7341	12.3	12 210	20.4	31 438	52.6

表 2-1-1(续)

性别	学段	城乡				地区						总计	
		城区		郊县		苏南		苏中		苏北			
		N	%	N	%	N	%	N	%	N	%	N	%
女	幼儿园	1006	1.7	953	1.6	764	1.3	481	0.8	714	1.2	1959	3.3
	小学	6352	10.6	6190	10.3	4750	7.9	3087	5.2	4705	7.9	12 542	21.0
	初中	3103	5.2	2976	5.0	2322	3.9	1425	2.4	2332	3.9	6079	10.2
	高中	4749	7.9	1502	2.5	2438	4.1	1394	2.3	2419	4.0	6251	10.4
	大学	1555	2.6	0	0.0	603	1.0	297	0.5	655	1.1	1555	2.6
	小计	16 765	28.0	11 621	19.4	10 877	18.2	6684	11.2	10 825	18.1	28 386	47.4
总计	幼儿园	2113	3.5	2104	3.5	1646	2.8	981	1.6	1590	2.7	4217	7.0
	小学	13 238	22.1	13 073	21.9	9983	16.7	6205	10.4	10 123	16.9	26 311	44.0
	初中	6572	11.0	6468	10.8	4940	8.3	3060	5.1	5040	8.4	13 040	21.8
	高中	9884	16.5	3227	5.4	5002	8.4	3073	5.1	5036	8.4	13 111	21.9
	大学	3145	5.3	0	0.0	1193	2.0	706	1.2	1246	2.1	3145	5.3
	小计	34 952	58.4	24 872	41.6	22 764	38.1	14 025	23.4	23 035	38.5	59 824	100.0

2020 年江苏省学生健康状况及影响因素监测共调查 42 358 人，其中男生 22 249 人，占 52.5%，女生 20 109 人，占 47.5%，男生与女生性别比为 1.1∶1。

全部调查对象中，小学生 13 062 人，占 30.8%，初中生 13 040 人，占 30.8%，高中生 13 111 人，占 31.0%，大学生 3145 人，占 7.4%。

从城乡分布来看，城区 26 180 人，占总调查人数的 61.8%，郊县 16 178 人，占总调查人数的 38.2%。从不同地区来看，苏南地区 16 088 人，苏中地区 9945 人，苏北地区 16 325 人，分别占总调查人数的 38.0%、23.5%和 38.5%。(表 2-1-2)

表 2-1-2 2020 年江苏省学生健康状况及影响因素监测调查人群构成情况

性别	学段	城乡				地区						总计	
		城区		郊县		苏南		苏中		苏北			
		N	%	N	%	N	%	N	%	N	%	N	%
男	小学	3448	8.1	3390	8.0	2614	6.2	1561	3.7	2663	6.3	6838	16.1
	初中	3469	8.2	3492	8.2	2618	6.2	1635	3.9	2708	6.4	6961	16.4
	高中	5135	12.1	1725	4.1	2564	6.1	1679	4.0	2617	6.2	6860	16.2
	大学	1590	3.8	0	0.0	590	1.4	409	1.0	591	1.4	1590	3.8
	小计	13 642	32.2	8607	20.3	8386	19.8	5284	12.5	8579	20.3	22 249	52.5
女	小学	3131	7.4	3093	7.3	2339	5.5	1545	3.6	2340	5.5	6224	14.7
	初中	3103	7.3	2976	7.0	2322	5.5	1425	3.4	2332	5.5	6079	14.4
	高中	4749	11.2	1502	3.5	2438	5.8	1394	3.3	2419	5.7	6251	14.8
	大学	1555	3.7	0	0.0	603	1.4	297	0.7	655	1.5	1555	3.7
	小计	12 538	29.6	7571	17.9	7702	18.2	4661	11.0	7746	18.3	20 109	47.5
总计	小学	6579	15.5	6483	15.3	4953	11.7	3106	7.3	5003	11.8	13 062	30.8
	初中	6572	15.5	6468	15.3	4940	11.7	3060	7.2	5040	11.9	13 040	30.8
	高中	9884	23.3	3227	7.6	5002	11.8	3073	7.3	5036	11.9	13 111	31.0
	大学	3145	7.4	0	0.0	1193	2.8	706	1.7	1246	2.9	3145	7.4
	小计	26 180	61.8	16 178	38.2	16 088	38.0	9945	23.5	16 325	38.5	42 358	100.0

二、调查学校基本情况

本次监测覆盖 13 个设区市 26 个县(市、区)(下称县区),占全省县区总数的27.1%。调查涉及省、设区市和县区管理部门 40 家,各类学校和托幼机构 221 所,其中幼儿园 52 所,小学 52 所,初中 52 所,高中 39 所,职高 13 所,大学 13 所。(图 2-2-1)

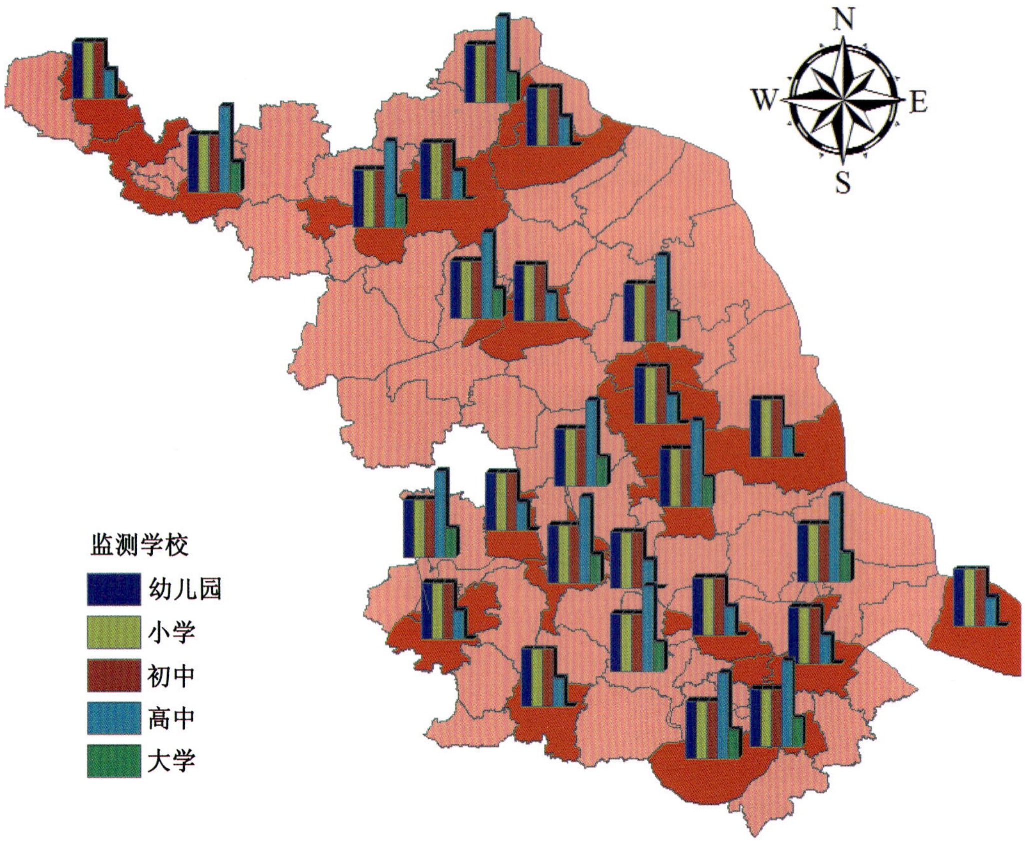

图 2-2-1　2020 年江苏省学生常见病及健康因素监测学校地区分布情况

三、家庭基本情况

江苏省大中小学生中，生活在核心家庭（只和父母共同居住）的学生占比为43.7%，生活在大家庭（和父母及祖/外祖父母共同居住）的学生占比为34.0%，生活在隔代家庭（只和祖/外祖父母共同居住）、单亲家庭（只和父亲或母亲共同居住）和重组家庭（和父亲继母/母亲继父共同居住）的学生占比分别为 10.0%、5.9%和 0.8%，其他情况（包括住宿等）占比为 5.6%。（图 2-3-1）

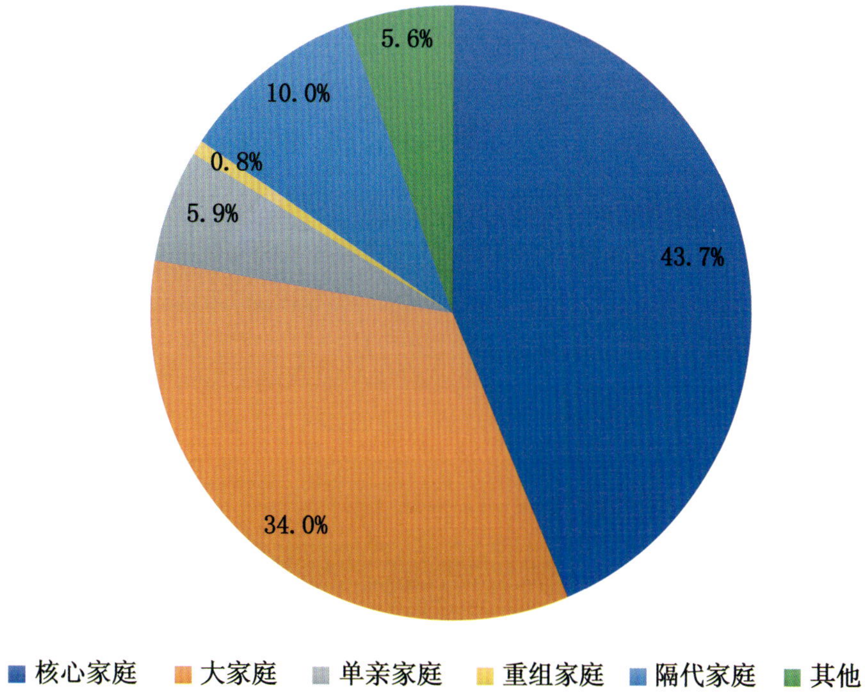

图 2-3-1　2020 年江苏省监测学生家庭类型构成情况

第三章　健康状况及影响因素监测

一、膳食情况

（一）相关指标定义

（1）健康饮食

包括摄入新鲜水果、蔬菜和吃早餐等。

① 新鲜水果，是指可以吃的含水分较多的新鲜植物果实，在监测时包括各类新鲜的水果，但不包括水果罐头。

② 蔬菜，是指可以做菜吃的草本植物，在监测时生熟均算，如生吃或经烹饪后食用等。

（2）非健康饮食

包括摄入含糖饮料、甜食、油炸食品等。

① 含糖饮料，是指经过加工制造供饮用的含糖分液体，如可乐、冰红茶、果粒橙、营养快线等。

② 甜食，是指甜的食品，如糖果、蛋糕、巧克力、甜汤等。

③ 油炸食物，是指利用油脂作为导热介质，使原料熟化而形成的一种食物，如油条、油饼、炸薯条、炸鸡翅等。

（二）健康饮食情况

（1）新鲜水果摄入情况

从不同地区来看，苏中地区学生过去一周每天新鲜水果摄入率最高，为75.4%，苏北地区最低，为68.3%。从不同学段来看，小学生、初中生、高中生和大学生过去一周每天新鲜水果摄入率分别为 85.4%、76.5%、61.0%和 42.6%。（图 3-1-1、图 3-1-2）

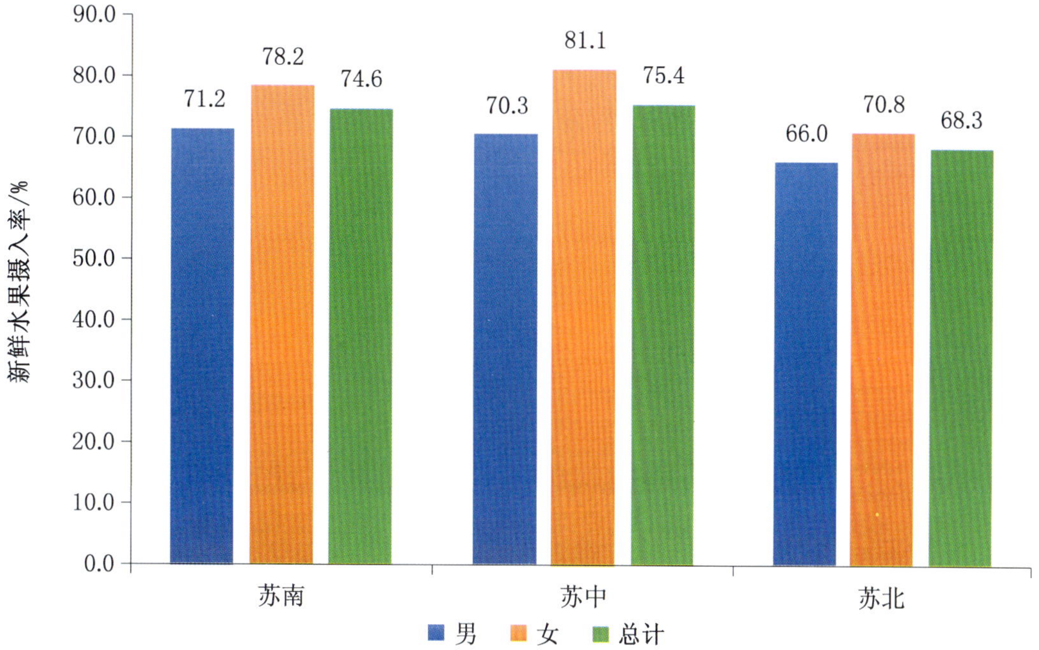

图 3-1-1　2020 年江苏省不同地区学生过去一周每天摄入新鲜水果情况

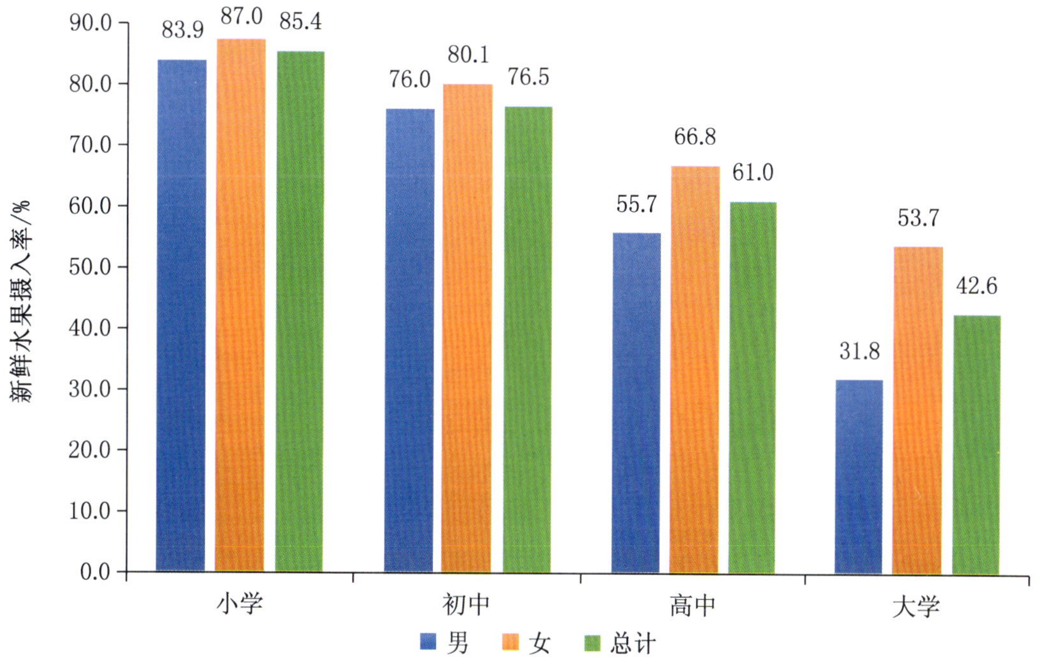

图 3-1-2　2020 年江苏省不同学段学生过去一周每天摄入新鲜水果情况

（2）蔬菜摄入情况

从不同地区来看，苏南地区学生过去一周每天蔬菜摄入率最高，为 90.2%，苏北地区最低，为 85.1%。从不同学段来看，小学生、初中生、高中生和大学生过去一周每天蔬菜摄入率分别为 90.1%、91.2%、85.6% 和 77.5%。（图 3-1-3、图 3-1-4）

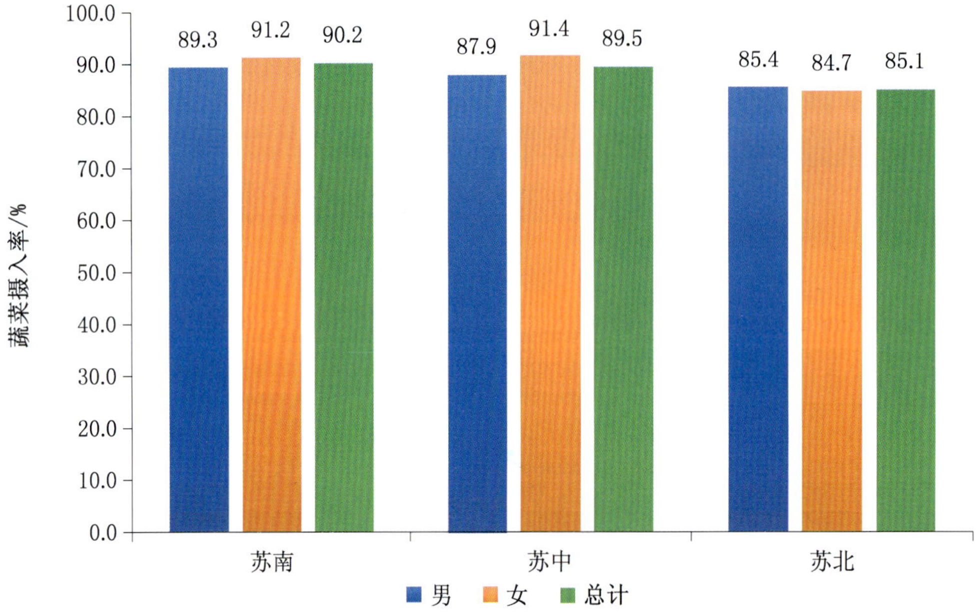

图 3-1-3 2020 年江苏省不同地区学生过去一周每天摄入蔬菜情况

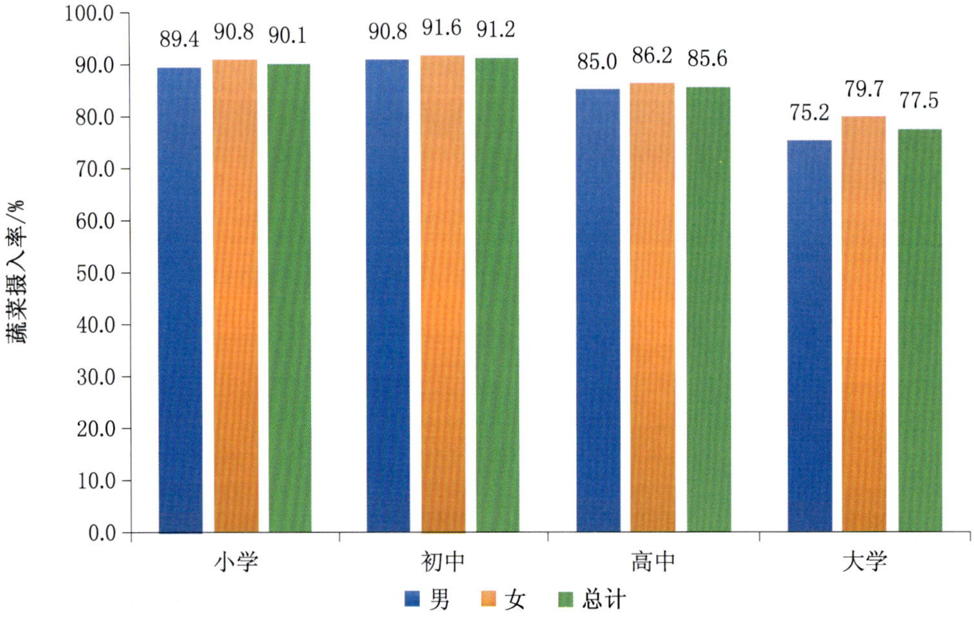

图 3-1-4 2020 年江苏省不同学段学生过去一周每天摄入蔬菜情况

（3）吃早餐情况

从不同地区来看，苏南地区学生过去一周每天吃早餐率最高，为83.0%，苏北地区最低，为79.1%。从不同学段来看，小学生、初中生、高中生和大学生过去一周每天吃早餐率分别为89.4%、80.5%、78.4%和57.7%。（图3-1-5、图3-1-6）

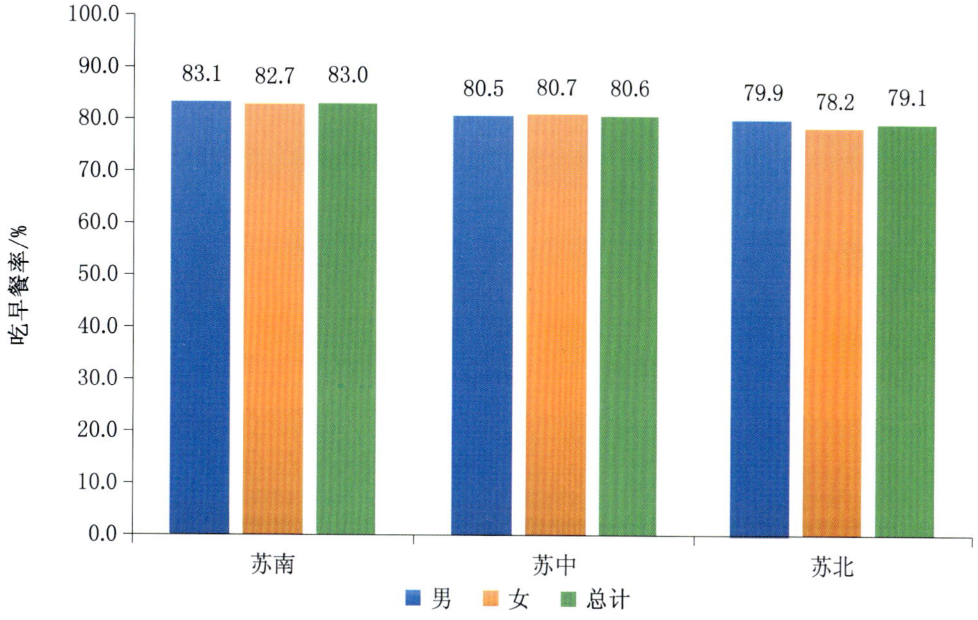

图3-1-5　2020年江苏省不同地区学生过去一周每天吃早餐情况

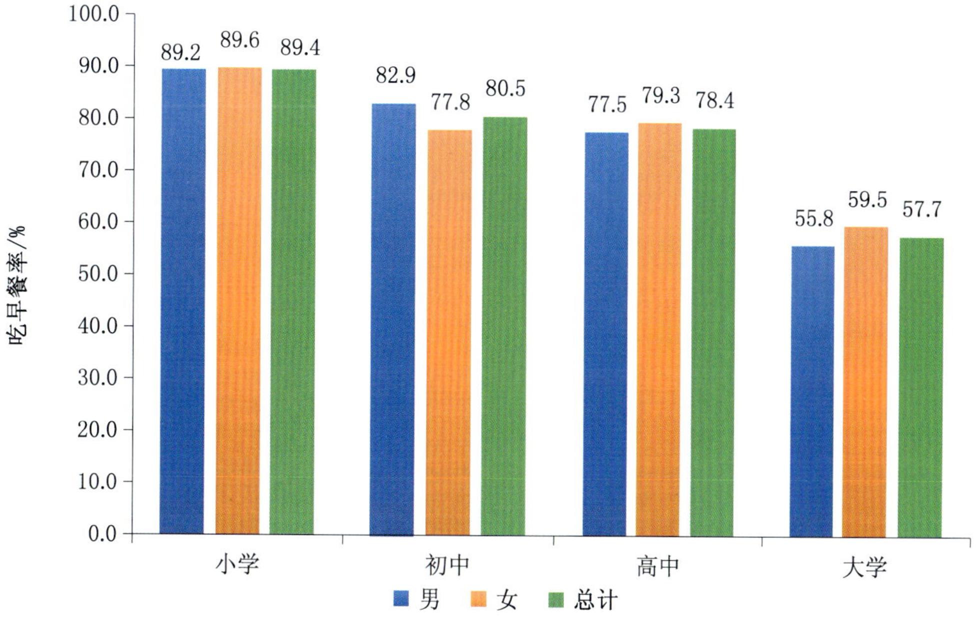

图3-1-6　2020年江苏省不同学段学生过去一周每天吃早餐情况

（三）非健康饮食情况

（1）含糖饮料摄入情况

从不同地区来看，苏南地区学生过去一周每天含糖饮料摄入率最高，为6.8%，苏中地区最低，为6.1%。从不同学段来看，小学生、初中生、高中生和大学生过去一周每天含糖饮料摄入率分别为5.0%、5.8%、8.9%和6.0%。（图3-1-7、图3-1-8）

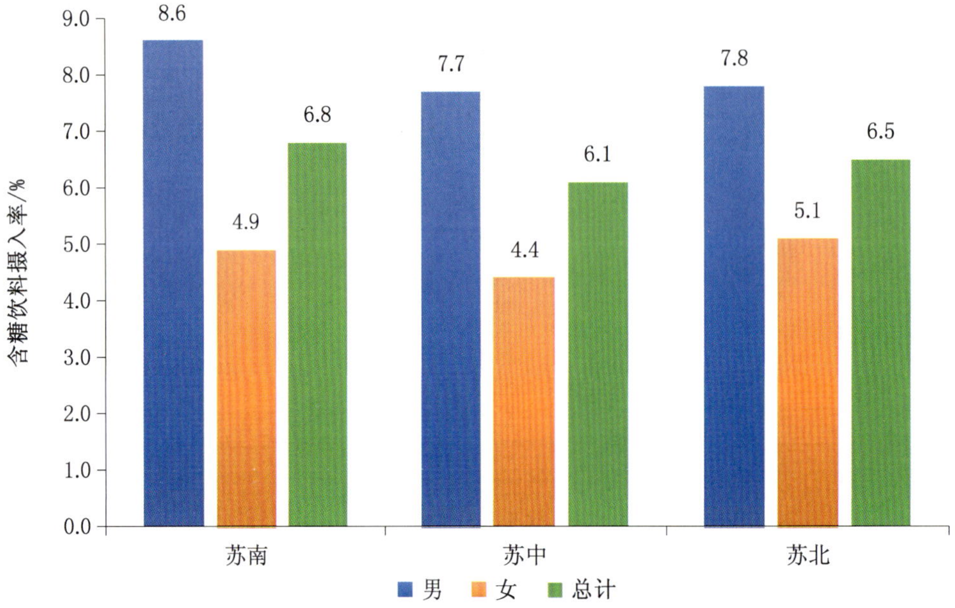

图3-1-7　2020年江苏省不同地区学生过去一周每天摄入含糖饮料情况

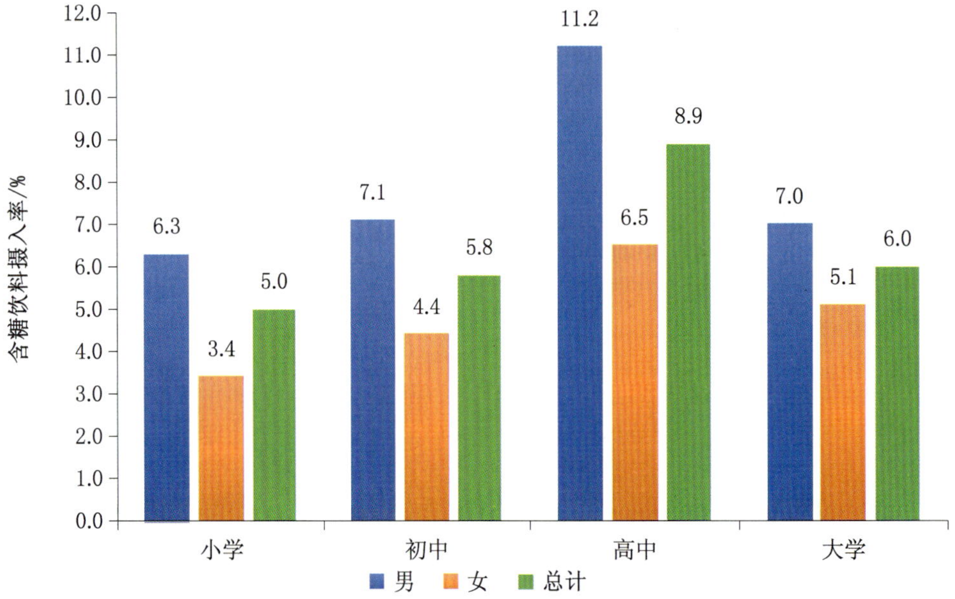

图3-1-8　2020年江苏省不同学段学生过去一周每天摄入含糖饮料情况

（2）甜食摄入情况

从不同地区来看，苏南地区学生过去一周每天甜食摄入率最高，为 14.8%，苏中地区最低，为 13.4%。从不同学段来看，小学生、初中生、高中生和大学生过去一周每天甜食摄入率分别为 10.7%、15.4%、17.4%和 6.2%。（图 3-1-9、图 3-1-10）

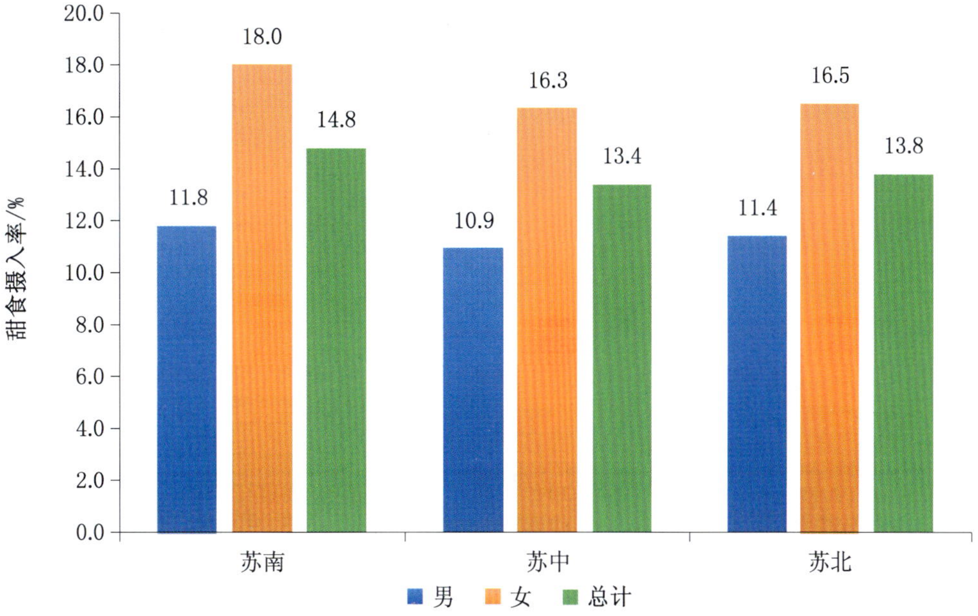

图 3-1-9　2020 年江苏省不同地区学生过去一周每天摄入甜食情况

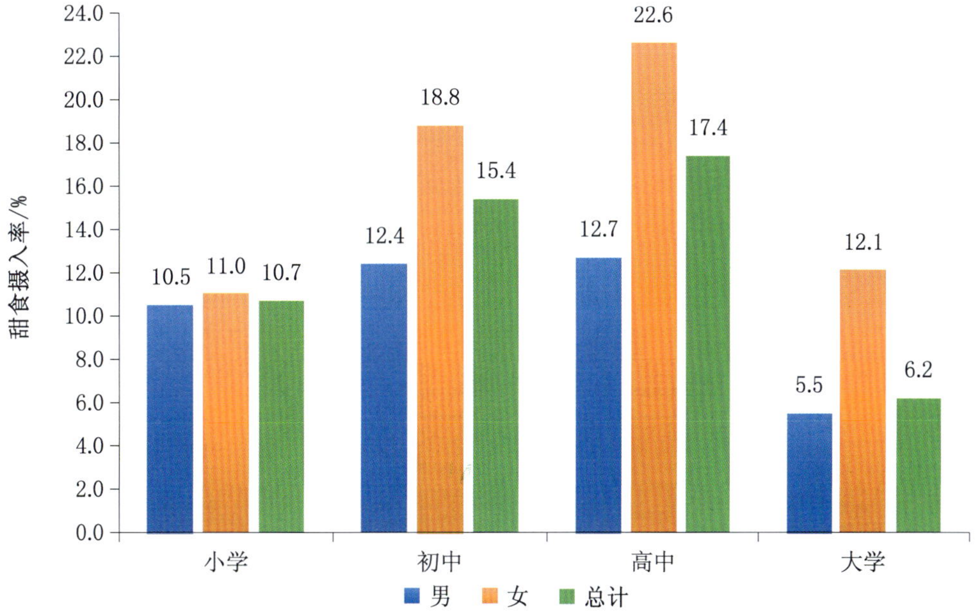

图 3-1-10　2020 年江苏省不同学段学生过去一周每天摄入甜食情况

（3）油炸食物摄入情况

从不同地区来看，苏北地区学生过去一周每天油炸食物摄入率最高，为 7.9%，苏中地区最低，为 7.5%。从不同学段来看，小学生、初中生、高中生和大学生过去一周每天油炸食物摄入率分别为 6.2%、6.1%、11.7% 和 5.1%。（图 3-1-11、图 3-1-12）

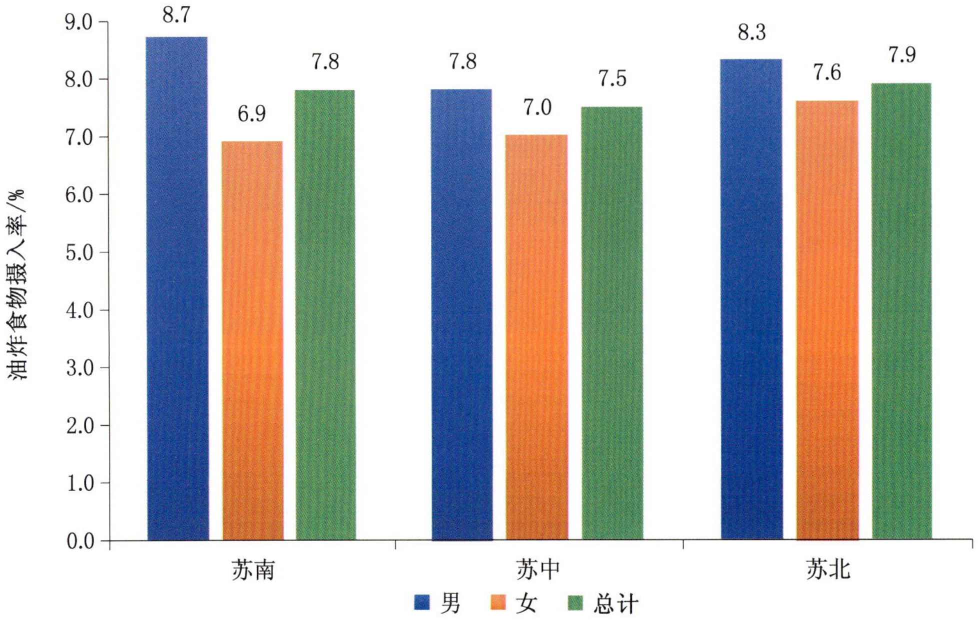

图 3-1-11　2020 年江苏省不同地区学生过去一周每天摄入油炸食物情况

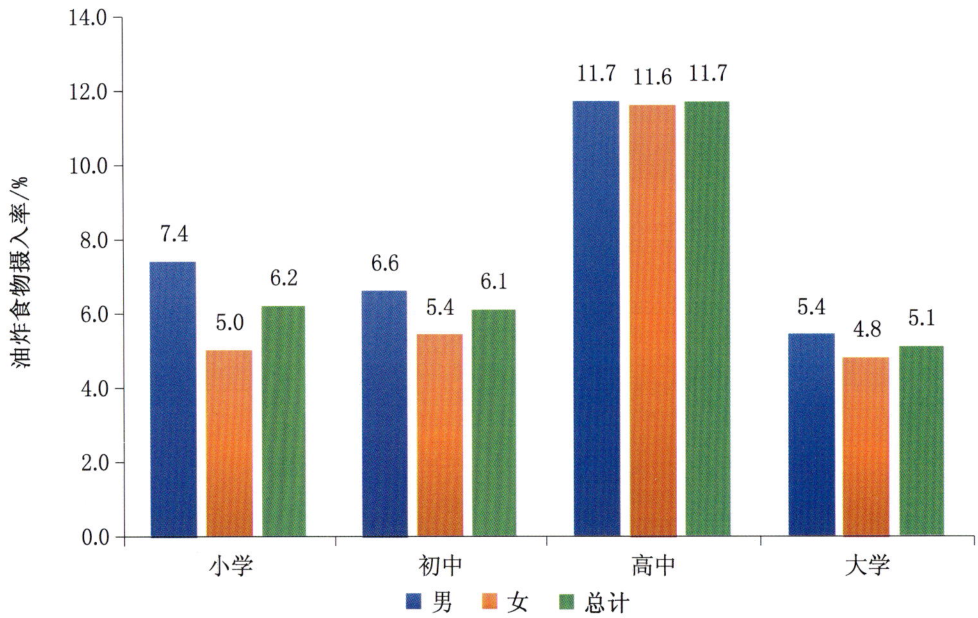

图 3-1-12　2020 年江苏省不同学段学生过去一周每天摄入油炸食物情况

（四）小结

从健康饮食来看，苏中地区学生过去一周每天新鲜水果摄入率最高，为75.4%。苏南地区学生过去一周每天蔬菜摄入率和吃早餐率最高，分别为90.2%和83.0%。小学生过去一周每天新鲜水果摄入率和吃早餐率均最高，分别为85.4%和89.4%。初中生过去一周每天蔬菜摄入率最高，为91.2%。从非健康饮食来看，苏南地区学生过去一周每天含糖饮料摄入率和甜食摄入率均最高，分别为6.8%和14.8%。苏北地区学生过去一周每天油炸食物摄入率最高，为7.9%。高中生过去一周每天含糖饮料摄入率、甜食摄入率、油炸食物摄入率均最高，分别为8.9%、17.4%和11.7%。

二、身体活动情况

（一）相关指标定义

中高强度运动，是指让人气喘吁吁或者心跳加快的运动，如跑步、打篮球、踢足球、游泳、跳健身操等。

静坐时长，是指清醒时坐着或依靠低体力活动负荷的行为（坐着办公、阅读、看电视、使用电脑等）所花费的总的时间[①]。

（二）中高强度运动情况

大中小学生过去一周每天达到中高强度运动的比例为13.8%，其中，男生和女生分别为17.5%和9.8%。从不同地区来看，苏南、苏中和苏北各地区学生过去一周每天达到中高强度运动的比例分别为14.7%、13.6%和13.1%。从不同学段来看，小学生过去一周每天达到中高强度运动的比例最高，为19.6%，大学生最低，为6.7%。（图3-2-1、图3-2-2、图3-2-3）

① 叶孙岳．静态行为流行病学研究进展[J]．中国公共卫生，2016，32(3)：402-405．

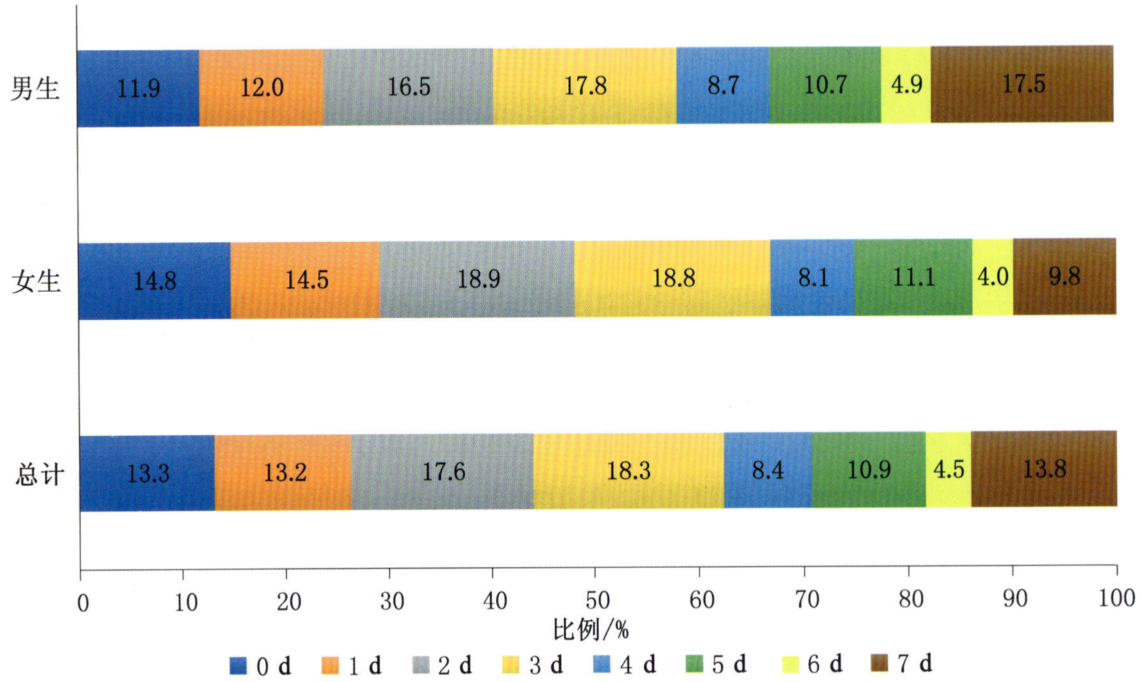

图 3-2-1 2020 年江苏省不同性别学生过去一周中高强度运动构成情况

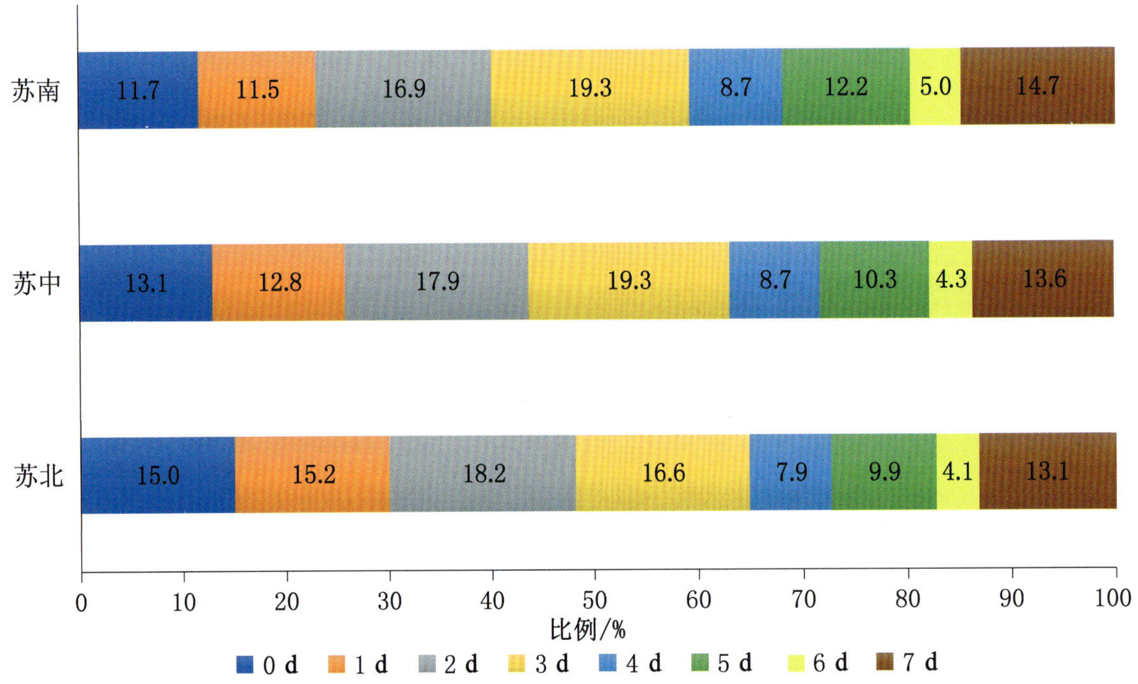

图 3-2-2 2020 年江苏省不同地区学生过去一周中高强度运动构成情况

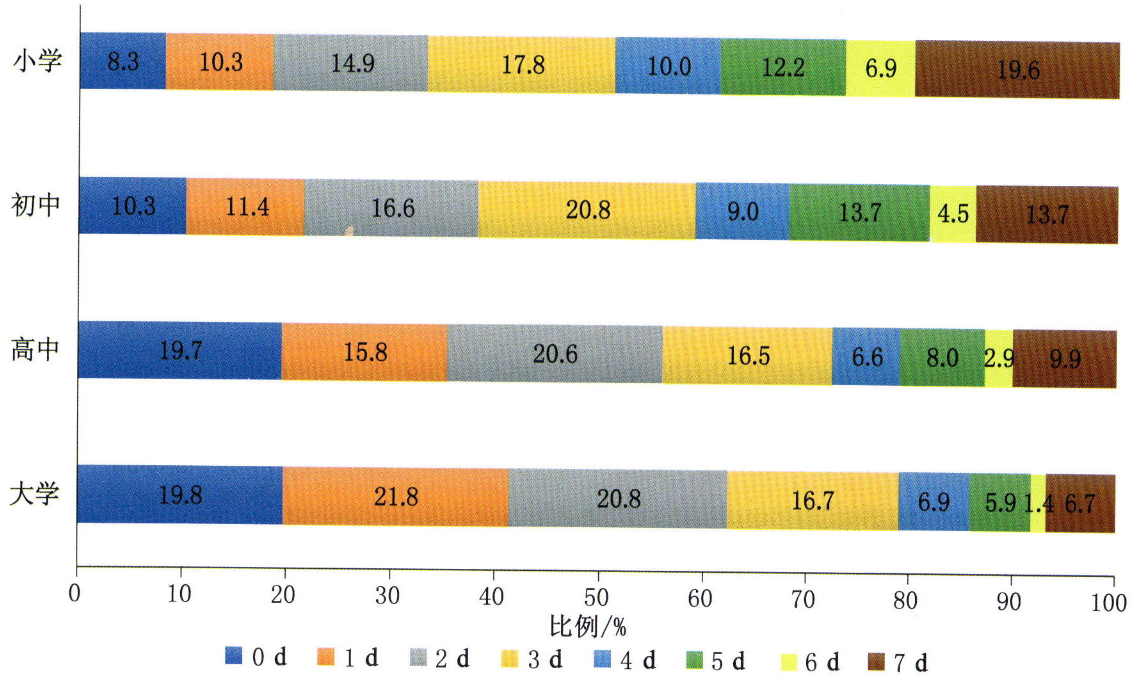

图 3-2-3 2020 年江苏省不同学段学生过去一周中高强度运动构成情况

(三)静坐时长情况

中学生及大学生过去一周周一至周五每天静坐时长均值为 9.2 h。从不同性别来看,男生周一至周五每天静坐时长均值为 8.9 h,女生为 9.5 h。从不同学段来看,初中生、高中生和大学生周一至周五每天静坐时长均值分别为 7.9 h、10.6 h 和 5.9 h。但按不同性别和不同学段整体分析,高中女生周一至周五每天静坐时长均值最长,为 11.0 h,大学男生最短,为 5.6 h。(表 3-2-1)

表 3-2-1 2020 年江苏省中学生及大学生过去一周周一至周五每天静坐时长

单位:h

性别	学段	地区			总计
		苏南	苏中	苏北	
男	初中	7.3±5.4	7.8±5.3	7.6±5.2	7.5±5.4
	高中	10.1±4.8	10.9±4.9	10.2±5.5	10.3±4.8
	大学	5.3±2.8	5.8±3.0	5.6±4.7	5.6±3.0
	小计	8.6±5.2	9.4±5.3	8.8±3.1	8.9±5.2

表 3-2-1(续)

性别	学段	地区			总计
		苏南	苏中	苏北	
女	初中	8.1±4.7	8.7±5.3	8.1±4.8	8.2±4.9
	高中	11.0±4.1	11.1±4.5	10.9±4.3	11.0±4.3
	大学	6.0±3.2	7.2±3.1	5.9±3.4	6.2±3.3
	小计	9.5±4.6	9.8±5.0	9.4±4.8	9.5±4.7
总计	初中	7.7±5.1	8.2±5.3	7.8±5.2	7.9±5.2
	高中	10.6±4.5	11.0±4.7	10.5±4.5	10.6±4.6
	大学	5.6±3.0	6.6±3.1	5.7±3.2	5.9±3.2
	小计	9.1±5.0	9.6±5.1	9.0±5.0	9.2±5.0

注:表中数值均为“均值±标准差”。

(四)体育课课时情况

大中小学生过去一周体育课课时情况为:0 节占 5.1%,1 节占 10.2%,2 节占 41.4%,3 节占 34.2%,4 节占 4.6%,5 节及以上占 4.5%。其中,小学四至六年级每周体育课课时数 3 节及以上的比例为 61.8%,初中每周 3 节及以上的比例为 64.2%,高中每周 2 节及以上的比例为 86.4%。(图 3-2-4)

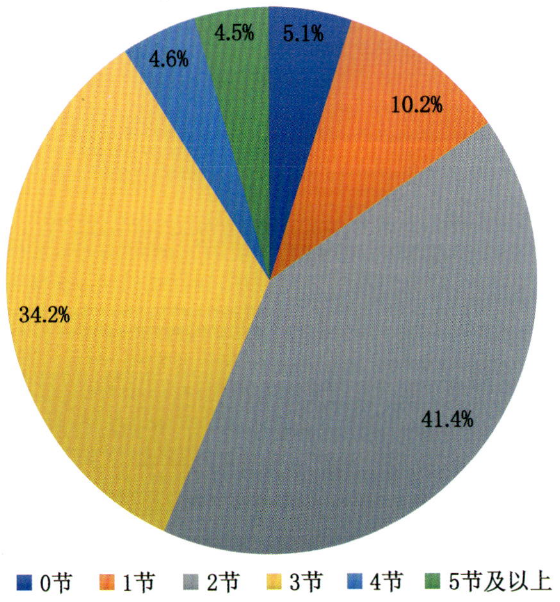

图 3-2-4　2020 年江苏省学生过去一周体育课课时构成情况

（五）小结

过去一周大中小学生每天达到中高强度运动比例为 13.8%，中学生及大学生周一至周五每天静坐时长均值为 9.2 h，小学四至六年级每周体育课课时数 3 节及以上的比例为 61.8%，初中每周体育课课时数 3 节及以上的比例为 64.2%，高中每周体育课课时数 2 节及以上的比例为 86.4%。

三、伤害相关情况

（一）相关指标定义

严重伤害，是指学生受到伤害而需要到医院治疗，或不能上学或影响日常活动一天及以上。

校园欺凌，是指学生受到他人言语或行为上恶意的、不礼貌的取笑和攻击，使其感到讨厌或不愉快，心灵或肉体受到创伤。校园欺凌主要包括被别人恶意取笑，被索要财物，被有意排斥在集体活动之外或被孤立，被威胁和恐吓（言语和行动），被打、踢、推、挤或关在屋里，被取笑身体缺陷或长相等，但不包括善意的玩笑或动作。

学生打架行为，是指两个或两个以上的学生互相殴打，试图损害对方的行为。

（二）严重伤害发生情况

大中小学生过去一年严重伤害发生率为 5.5%，发生严重伤害的学生平均受伤 2 次。从不同性别来看，男生严重伤害发生率为 6.4%，女生为 4.6%。从不同地区来看，学生严重伤害发生率相差不大，苏南、苏中和苏北地区分别为 5.4%、5.6%和 5.7%。（图 3-3-1）

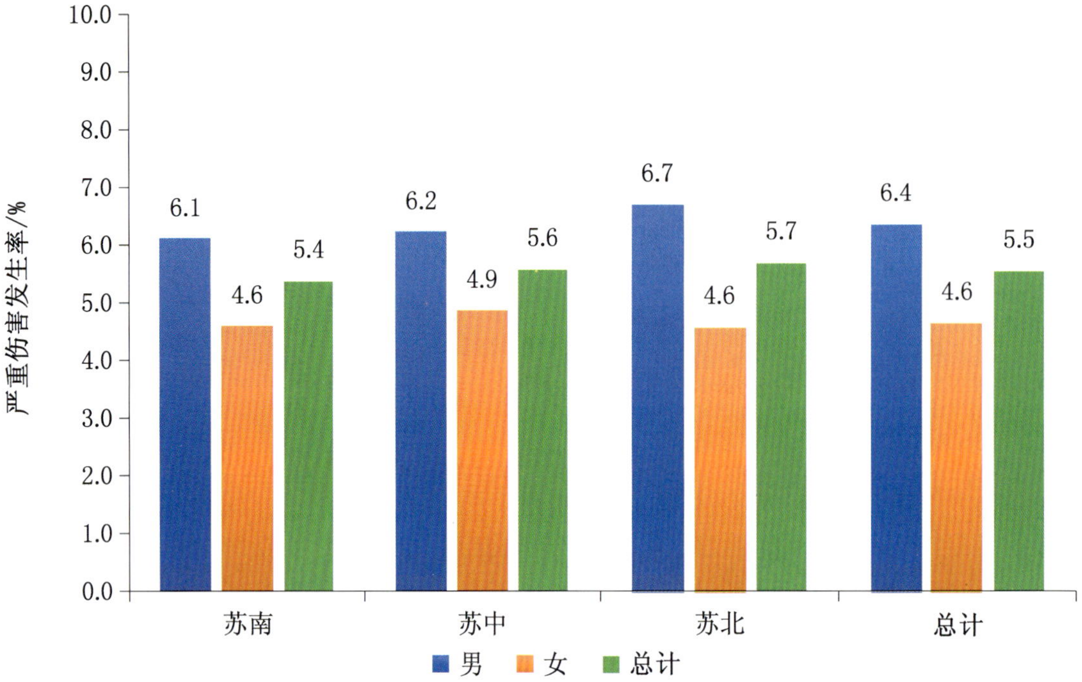

图 3-3-1 2020 年江苏省不同地区学生过去一年严重伤害发生率

不同学段中男生过去一年严重伤害发生率均高于女生。而整体上小学生过去一年严重伤害发生率最高，为 6.3%，大学生最低，为 2.7%，初中生与高中生相差不大，分别为 5.4% 和 5.6%。(图 3-3-2)

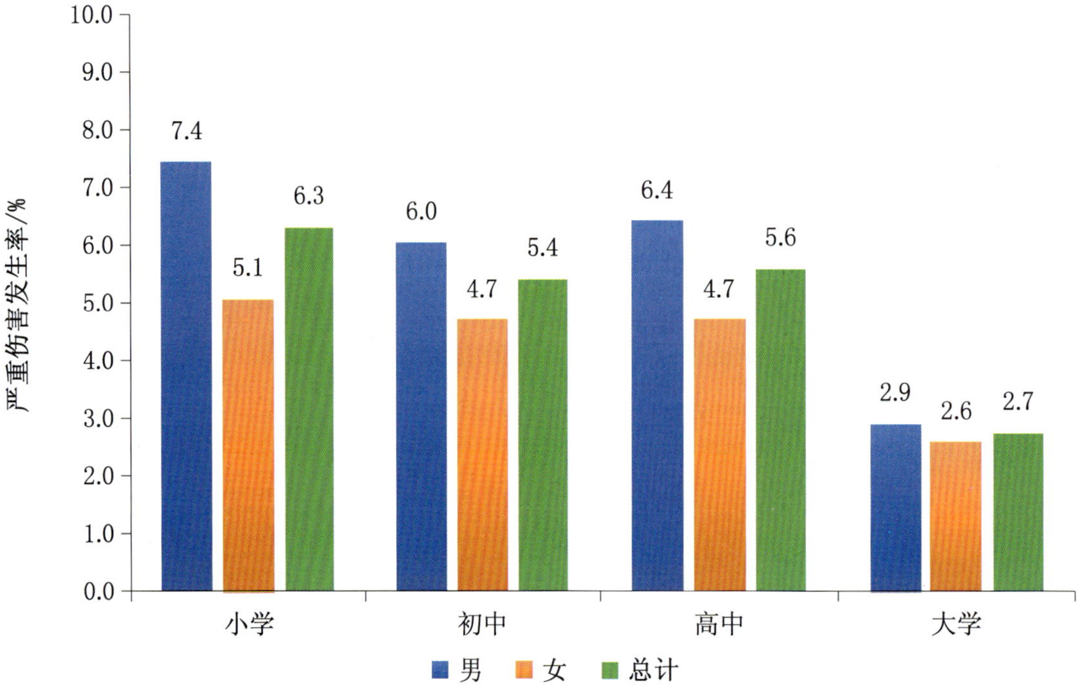

图 3-3-2 2020 年江苏省不同学段学生过去一年严重伤害发生率

（三）欺凌与打架发生情况

（1）校园或校园周边欺凌发生情况

大中小学生过去一月时间里，在校园或校园周边遭受欺凌的不同形式中：被恶意取笑的发生率最高，为11.7%；被索要财物的发生率最低，为2.6%；被有意排斥在集体活动外或被孤立的发生率为6.3%；被威胁、恐吓的发生率为4.3%；被打、踢、推、挤或关在屋里的发生率为2.9%；被取笑身体缺陷或长相的发生率为5.3%。（图3-3-3）

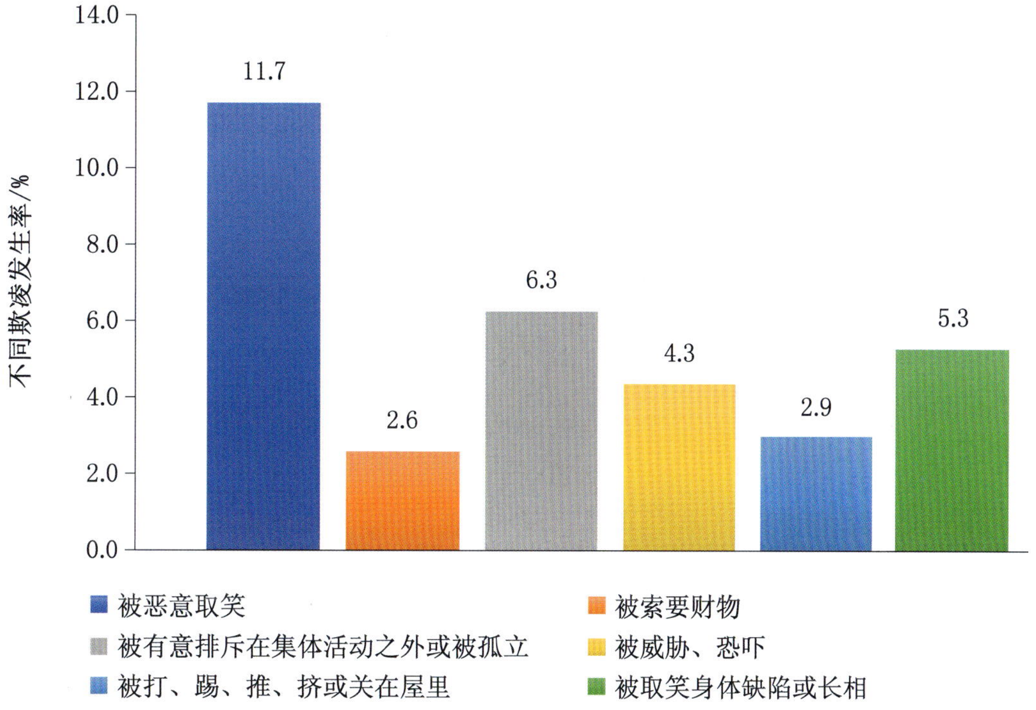

图3-3-3　2020年江苏省学生过去一月遭受不同欺凌的发生率

按性别分析，男生遭受各种方式欺凌的发生率均高于女生。男生和女生被恶意取笑的发生率均最高，分别为13.7%和9.5%；其次是被有意排斥在集体活动之外或被孤立，分别为6.5%和5.9%；男生被索要财物的发生率最低，为3.2%，而女生被打、踢、推、挤或关在屋里的发生率最低，为1.8%。（图3-3-4）

按学段分析，小学生、初中生、高中生和大学生被恶意取笑的发生率均最高，分别为14.2%、12.6%、10.1%和4.2%；其次是被有意排斥在集体活动之外或被孤立，发生率分别为7.9%、6.1%、5.5%和3.2%；而不同学段发生率最低的欺凌方式有所不同，小学生为被索要财物，发生率为3.5%，初中生为被索

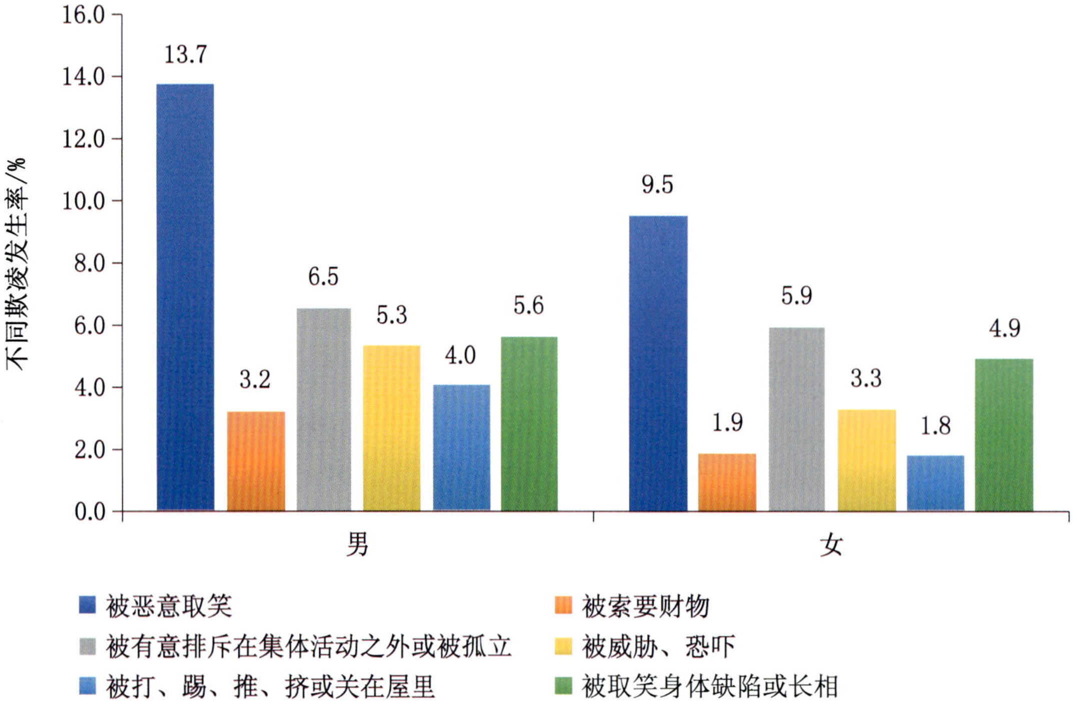

图 3-3-4　2020 年江苏省不同性别学生过去一月遭受不同欺凌的发生率

要财物和被打、踢、推、挤或关在屋里，发生率均为 2.6%，高中生和大学生为被打、踢、推、挤或关在屋里，发生率分别为 1.7%和 0.8%。（图 3-3-5）

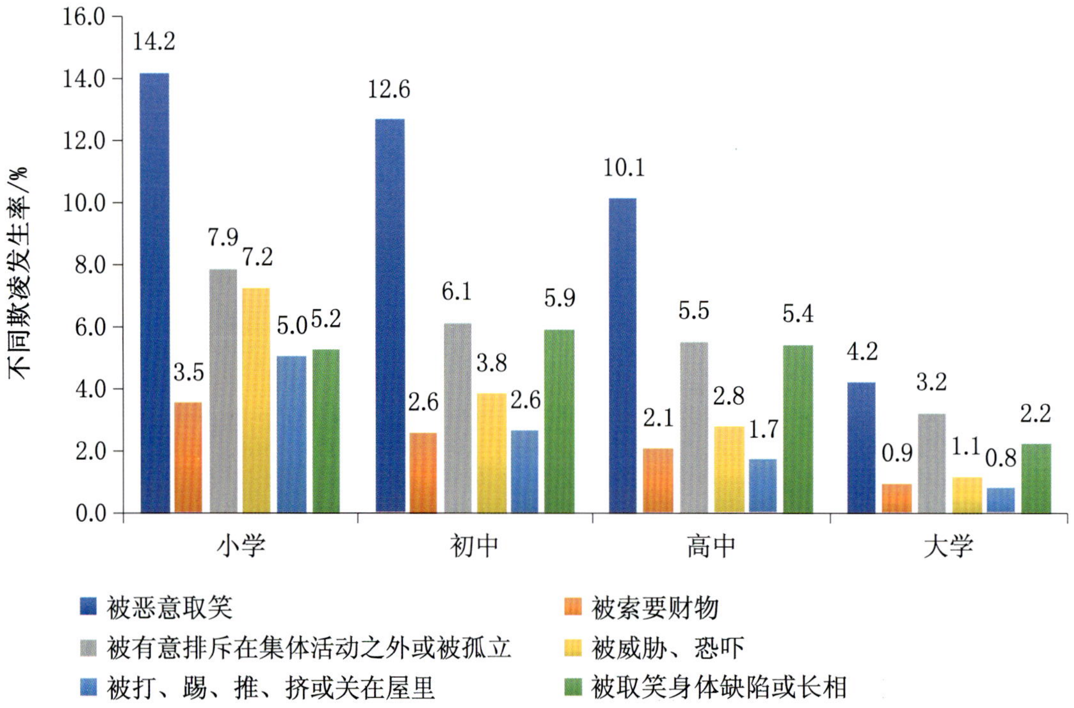

图 3-3-5　2020 年江苏省不同学段学生过去一月遭受不同欺凌的发生率

按地区分析，苏南、苏中和苏北三个地区发生率最高的欺凌方式是被恶意取笑，分别为 10.2%、12.5%和 12.8%，发生率最低的是被索要财物，分别为 2.1%、2.3%和 3.2%。（图 3-3-6）

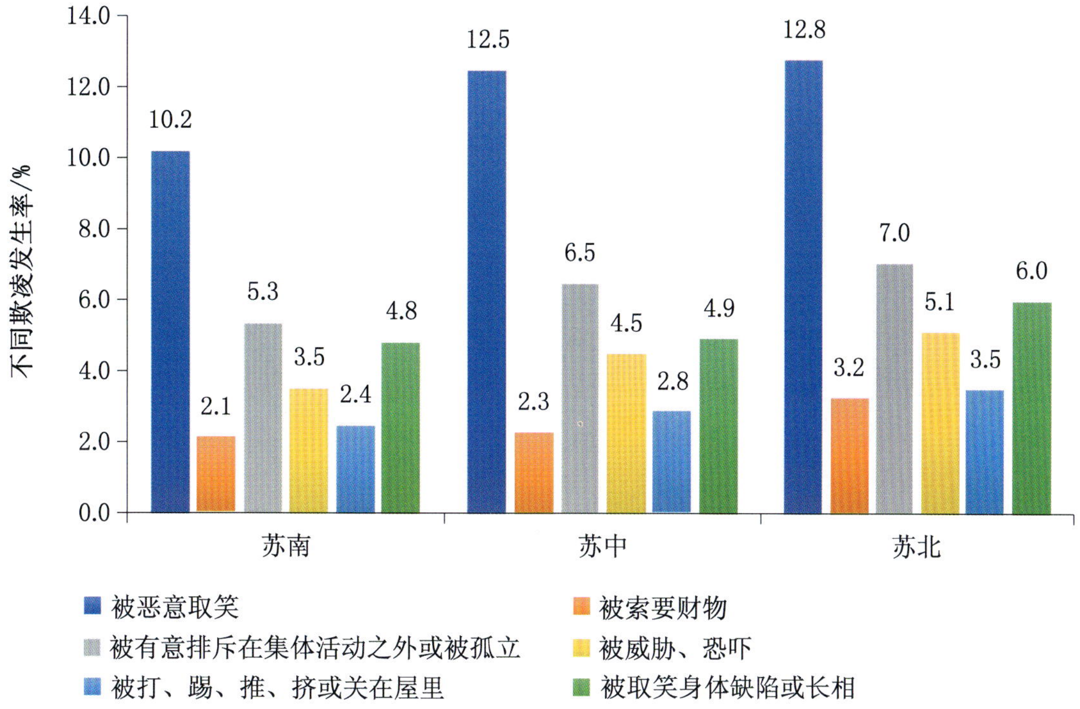

图 3-3-6　2020 年江苏省不同地区学生过去一月遭受不同欺凌的发生率

（2）学生打架发生情况

大中小学生过去一年打架发生率为 10.8%，其中男生为 15.3%，高于女生（5.9%）。在不同地区中，苏北地区学生过去一年打架发生率最高，为12.3%，苏中地区次之，为 10.4%，苏南地区最低，为 9.6%。（图 3-3-7）

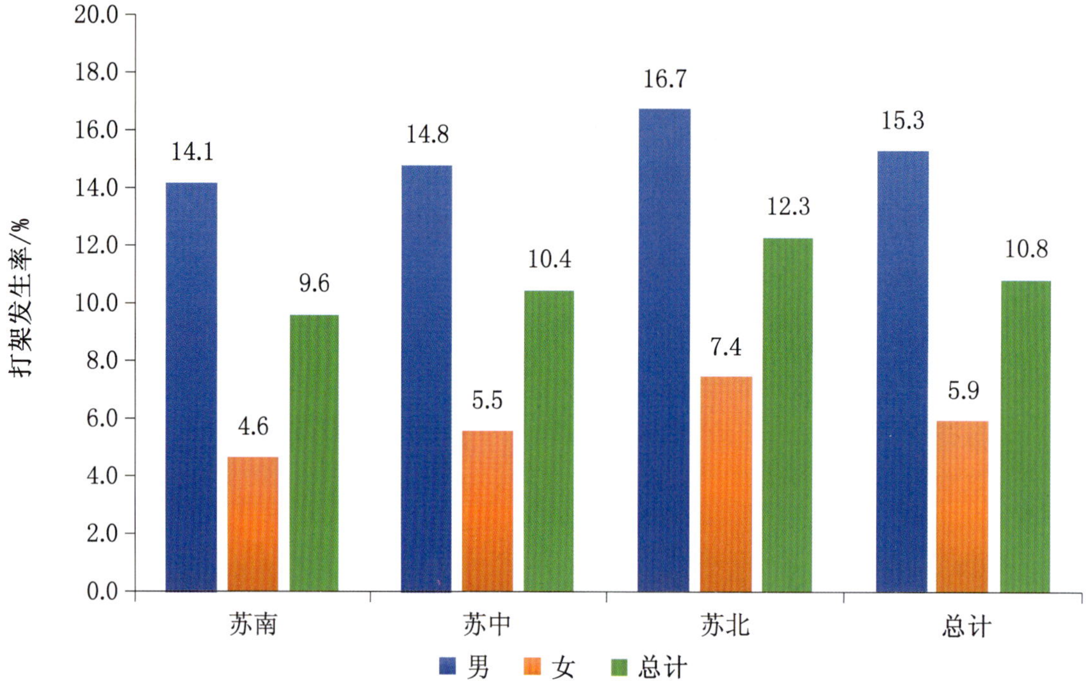

图 3-3-7　2020 年江苏省不同地区学生过去一年打架发生率

随着学段的升高，学生过去一年打架发生率逐渐降低，小学生、初中生、高中生和大学生的打架发生率分别为 16.9%、11.0%、6.6%和 2.5%，其中男生的打架发生率均高于女生。（图 3-3-8）

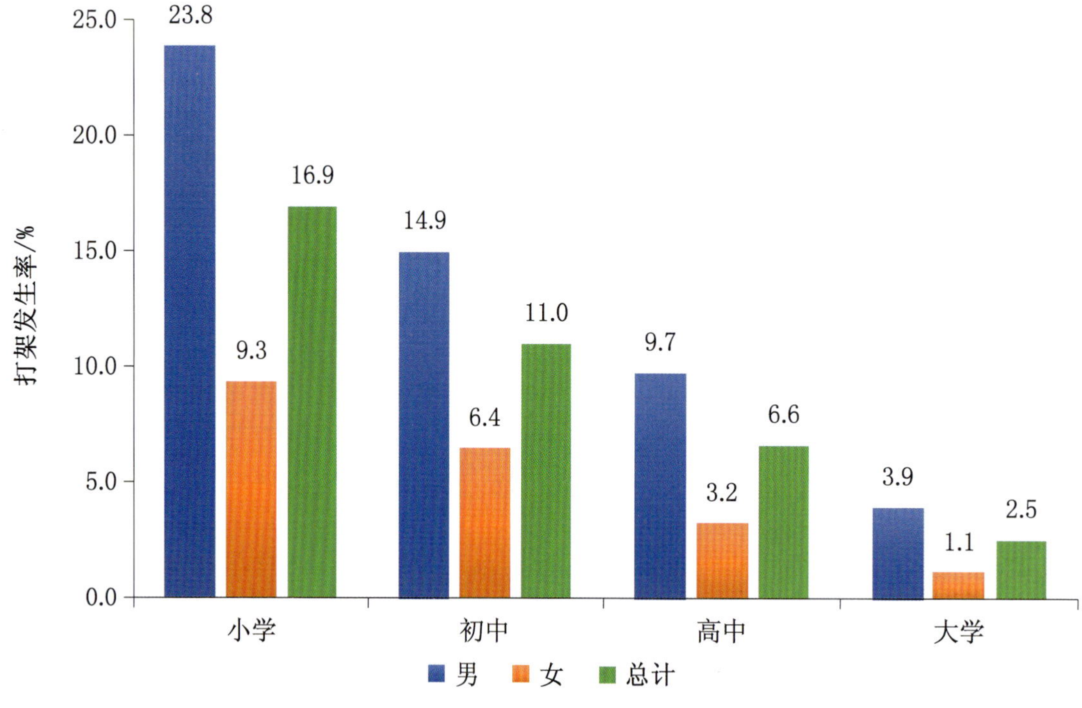

图 3-3-8　2020 年江苏省不同学段学生过去一年打架发生率

(3) 被家长打骂发生情况

中小学生过去一年被家长打骂的发生率为 23.2%，其中男生为24.0%，高于女生(22.2%)。按不同学段分析，小学生过去一年被家长打骂的发生率最高，为 33.5%，其次为初中生，发生率为 24.8%，高中生的发生率最低，为 11.2%。按不同地区分析，苏南、苏中和苏北地区学生过去一年被家长打骂的发生率分别为 24.7%、25.2%和 20.4%。

(四) 日常非故意伤害可能发生情况

(1) 道路不安全行为

大中小学生过去一月步行过马路时不走人行横道的发生率为13.6%，其中，男生该行为发生率为 15.7%，高于女生(11.2%)。在不同地区中，苏南地区学生过去一月步行过马路时不走人行横道的发生率为14.2%，苏中地区为 13.9%，苏北地区为 12.8%。(图 3-3-9)

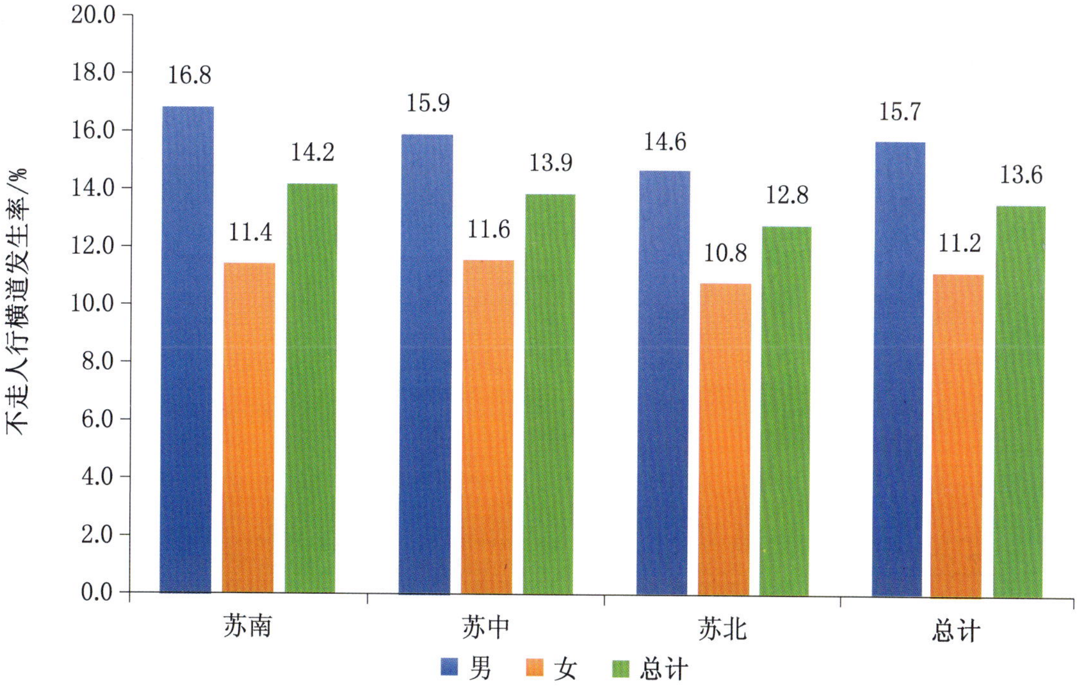

图 3-3-9　2020 年江苏省不同地区学生过去一月步行过马路时不走人行横道的发生率

按学段分析，小学生、初中生、高中生和大学生过去一月步行过马路时不走人行横道的发生率分别为 14.8%、13.5%、12.7%和 12.2%，其中男生该行为发生率随学段的升高而降低，女生在各学段的该行为发生率都比男生低。(图 3-3-10)

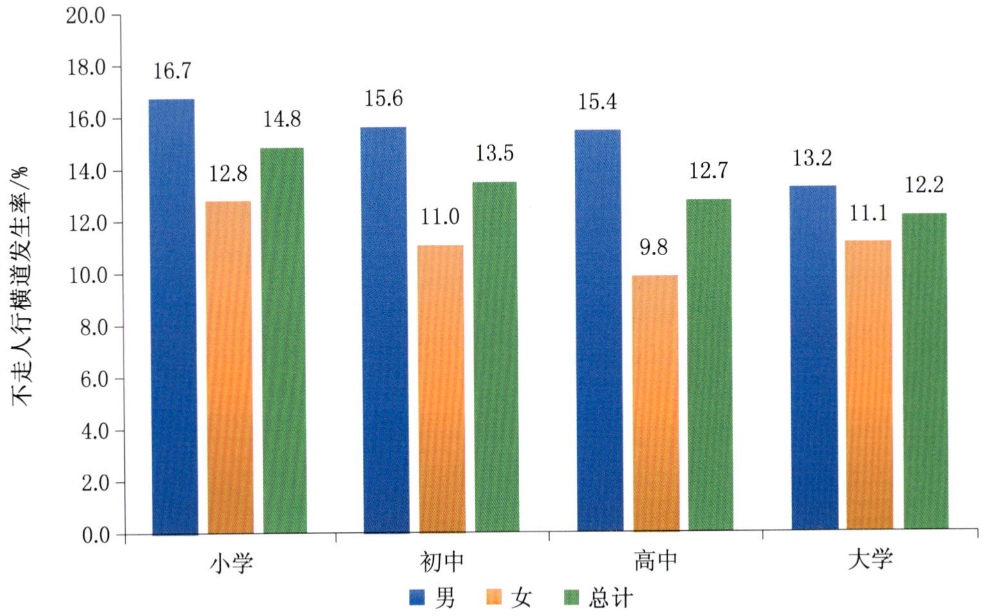

图 3-3-10　2020 年江苏省不同学段学生过去一月步行过马路时不走人行横道的发生率

（2）游泳不安全行为

大中小学生过去一年去过没有安全措施（即没有专门人员管理）的地方游泳的发生率为 3.3%，其中男生该行为的发生率为 4.1%，高于女生（2.4%）。在不同地区中，苏南地区学生过去一年去过没有安全措施的地方游泳的发生率为 3.4%，苏中、苏北地区学生该行为的发生率均为 3.2%。（图 3-3-11）

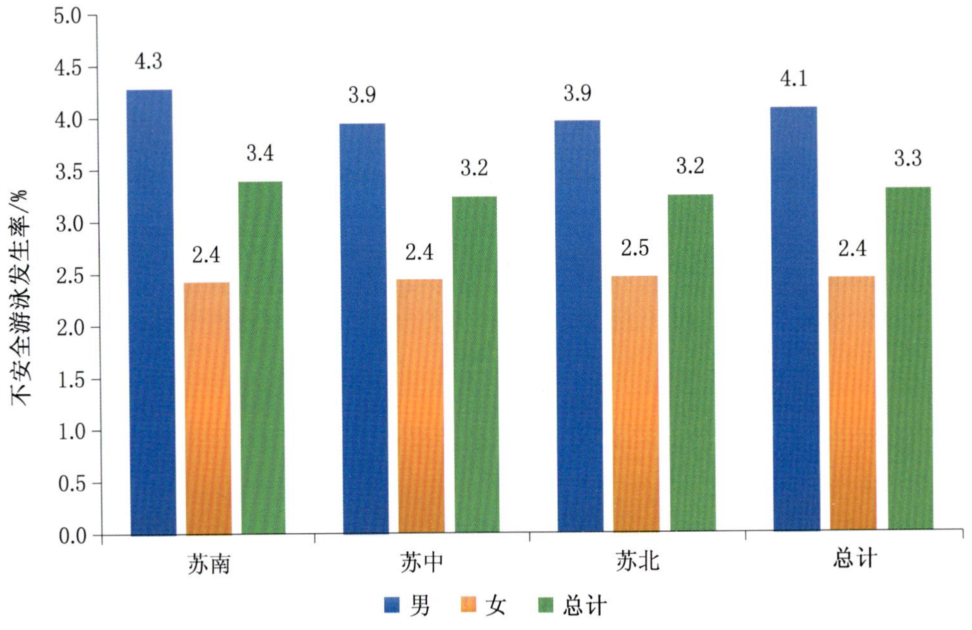

图 3-3-11　2020 年江苏省不同地区学生过去一年去过没有安全措施的地方游泳的发生率

按学段分析，小学生、初中生、高中生和大学生过去一年去过没有安全措施的地方游泳的发生率分别为 4.9%、4.0%、1.7%和 0.7%，其中男生该行为的发生率分别为 5.9%、4.8%、2.2%和 1.0%，均高于女生。（图 3-3-12）

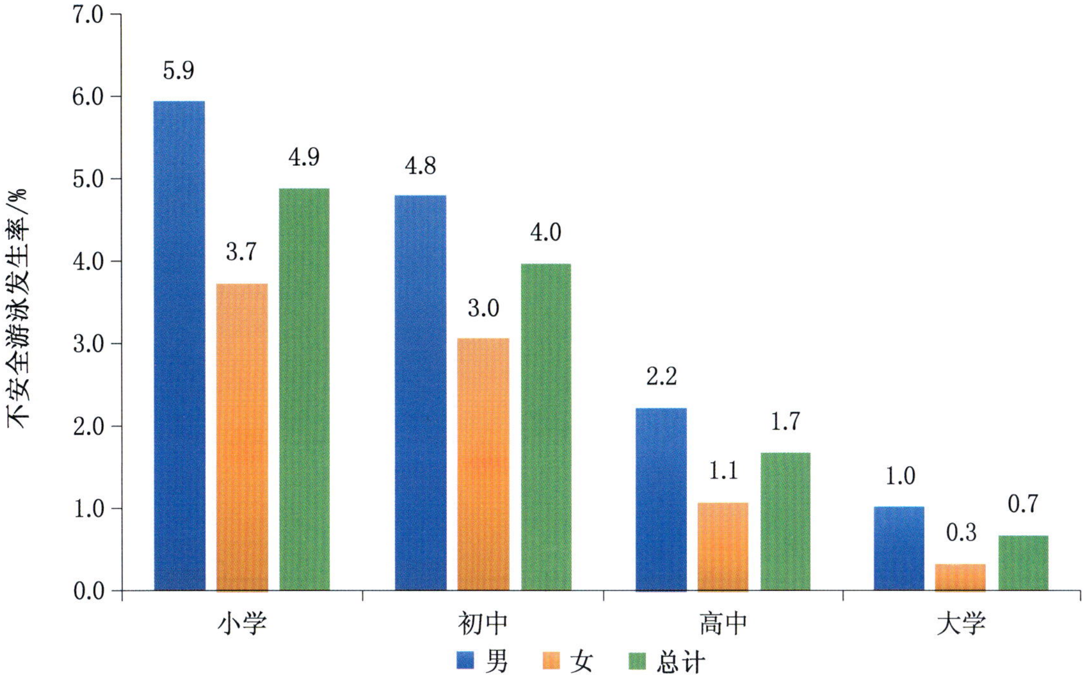

图 3-3-12　2020 年江苏省不同学段学生过去一年去过没有安全措施的地方游泳的发生率

（五）大学生自伤、自杀发生情况

大学生过去一年自伤行为发生率为 3.0%，其中男生该行为发生率为 3.1%，高于女生（2.9%）。按不同年级分析，大一学生自伤行为发生率最高，为 3.9%，大三学生最低，为 2.4%。按不同性别分析，大一女生自伤行为发生率为 5.0%，高于男生（3.0%），大二、大三男生自伤行为发生率为 3.8%和 2.6%，均高于女生。（图 3-3-13）

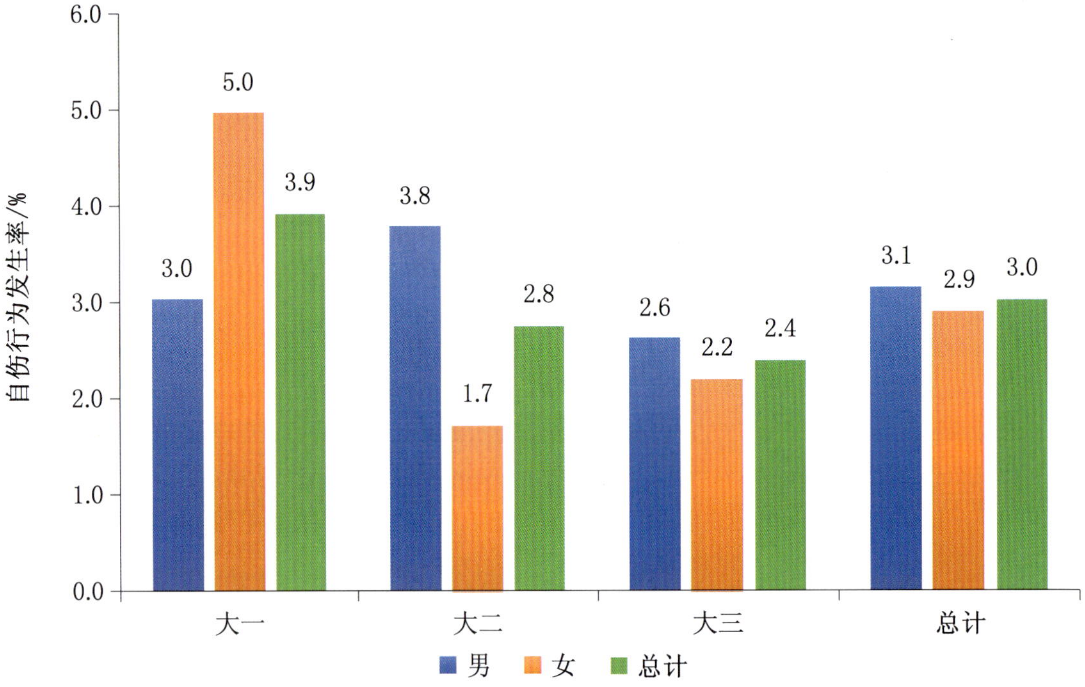

图 3-3-13　2020 年江苏省不同年级大学生过去一年自伤行为发生率

过去一年大学生中认真考虑过自杀的学生占 5.2%；考虑并做过自杀计划的学生占 2.5%；曾采取措施自杀的学生占 1.6%；曾多次采取措施自杀的学生占 1.2%。（图 3-3-14）

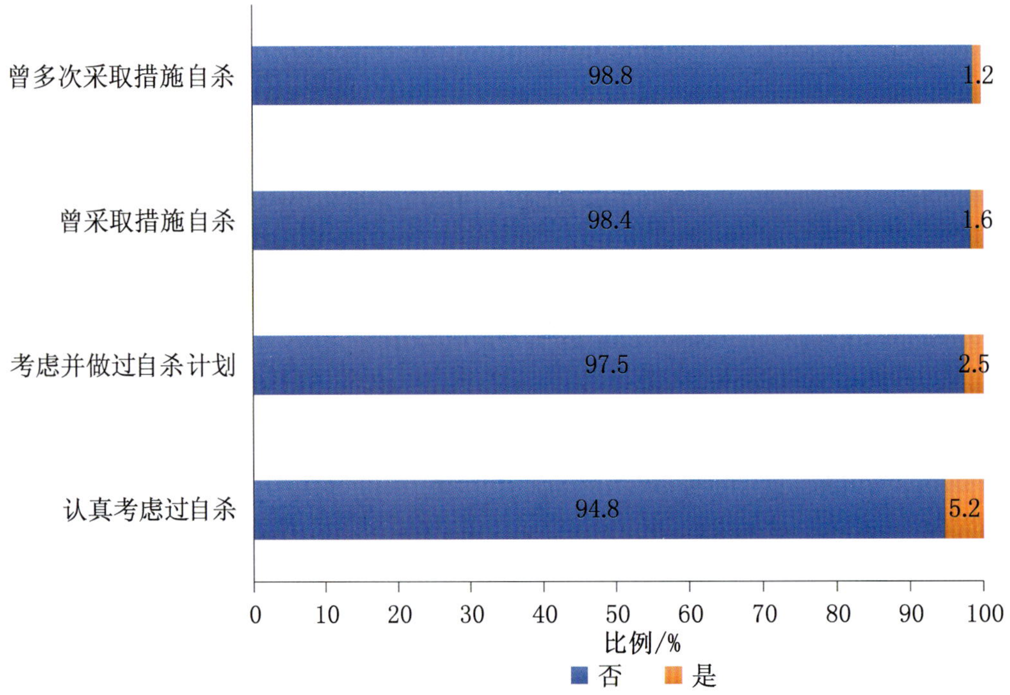

图 3-3-14　2020 年江苏省大学生过去一年自杀想法及行为发生构成情况

在过去一年认真考虑过自杀的大学生中，男生占 49.4%，略低于女生(50.6%)；在有过该想法的大学生中，大一学生占比最高，为 41.4%，大三学生占比最低，为 25.1%，大二学生占比 33.5%。(图 3-3-15)

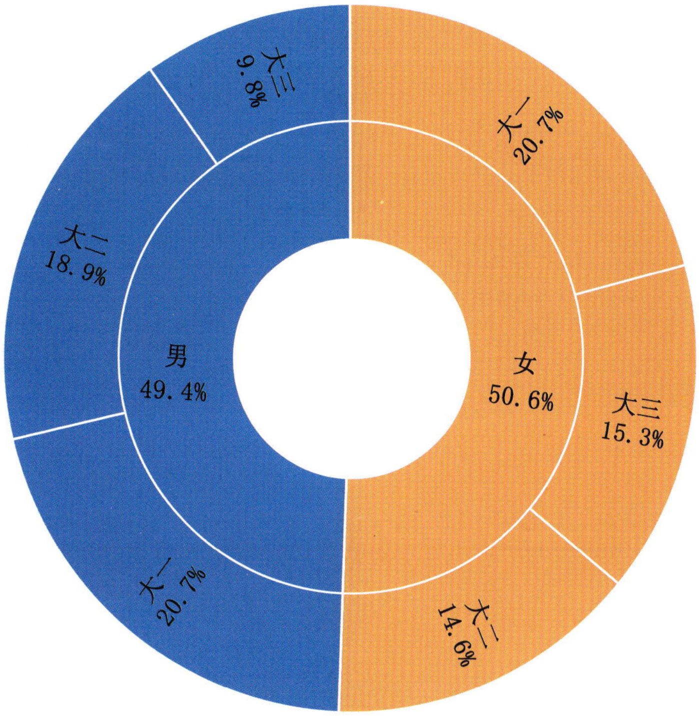

图 3-3-15　过去一年认真考虑过自杀的大学生性别、年级构成情况

在过去一年考虑并做过自杀计划的大学生中，男生占 53.8%，高于女生(46.2%)；在有过该行为的大学生中，大一学生占比最高，为 42.3%，大三学生占比最低，为 26.9%，大二学生占30.8%。大一男生考虑并做过自杀计划的占比为 26.9%，高于大一女生(15.4%)。(图 3-3-16)

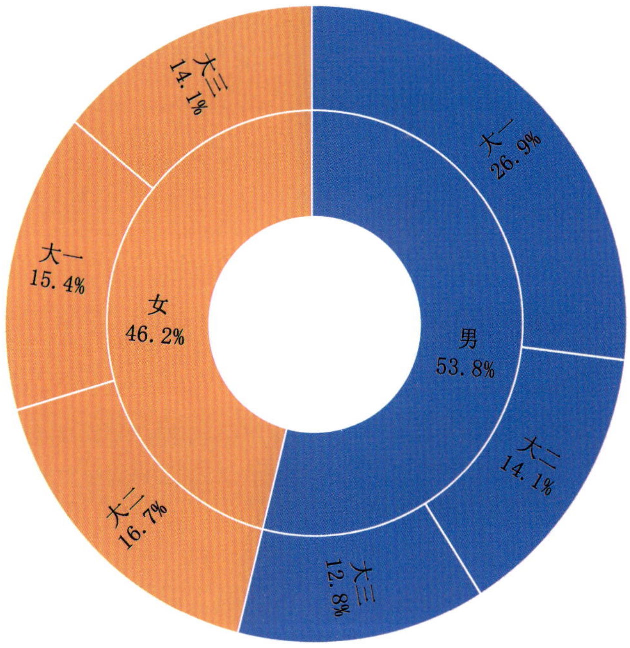

图 3-3-16　过去一年考虑并做过自杀计划的大学生性别、年级构成情况

在过去一年曾采取措施自杀的大学生中，男生占 51.0%，高于女生（49.0%）；在有过该行为的大学生中，大一、大二和大三学生分别占 38.8%、32.7% 和 28.5%，即随着年级的升高，曾采取措施自杀的大学生占比降低。（图 3-3-17）

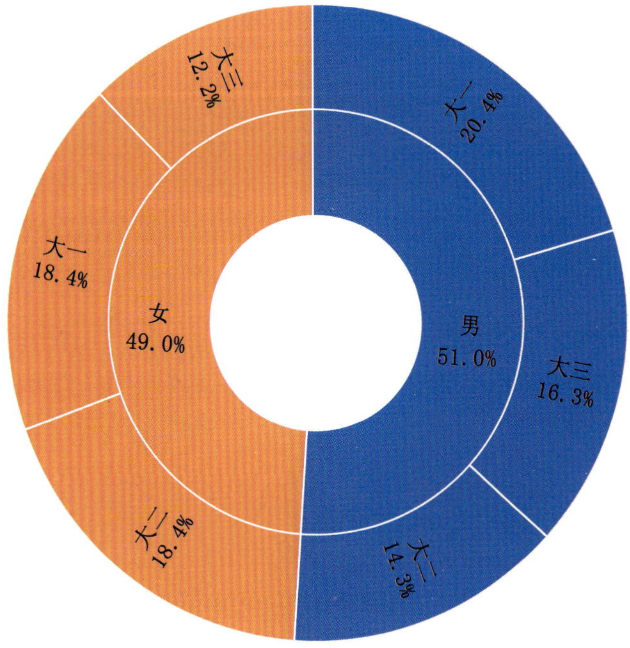

图 3-3-17　过去一年曾采取措施自杀的大学生性别、年级构成情况

在过去一年曾多次采取措施自杀的大学生中，男生占 56.8%，女生占 43.2%；在有过该行为的大学生中，大一学生占比最高，为 40.5%，高于大二学生（29.8%）和大三学生（29.7%）。（图 3-3-18）

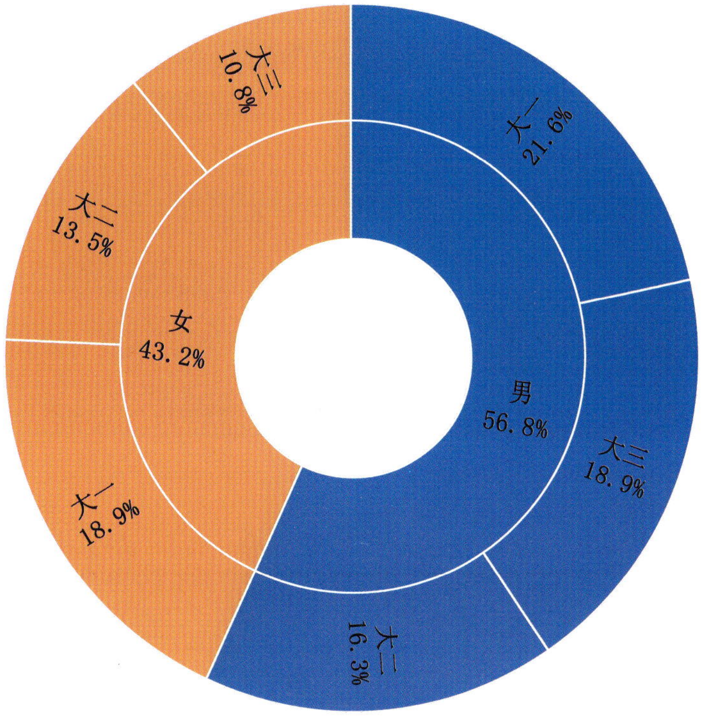

图 3-3-18　过去一年曾多次采取措施自杀的大学生性别、年级构成情况

大学生中在过去一年里曾连续两周及以上因伤心绝望而对日常活动没有兴趣的占比为 9.1%，其中：男生占 53.3%，女生占 46.7%；大一、大二和大三学生分别占 34.5%、32.4%和 33.1%。（图 3-3-19）

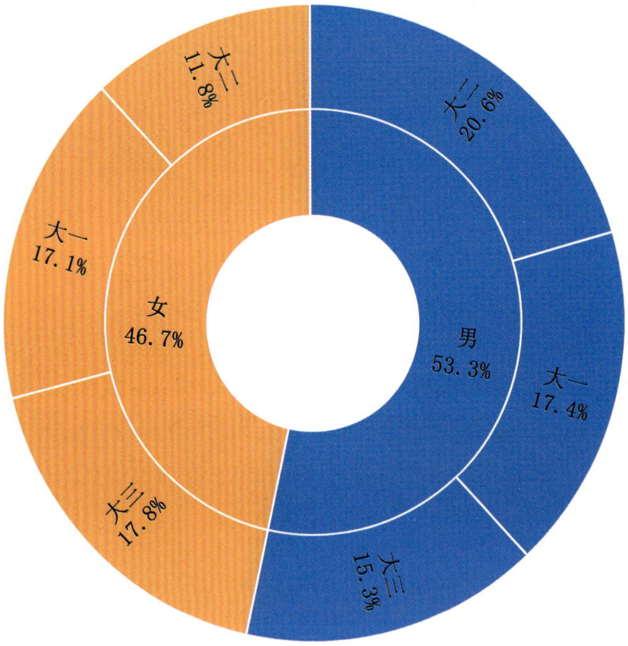

图 3-3-19 过去一年连续两周及以上因伤心绝望而对日常活动没有兴趣的大学生性别、年级构成情况

大学生中在过去一年里有过孤独感的占比为 50.6%，其中：男生占 48.2%，女生占 51.8%；大一学生占比最大，为 36.1%，大二和大三学生占比相差不大，分别为 31.8%和 32.1%。(图 3-3-20)

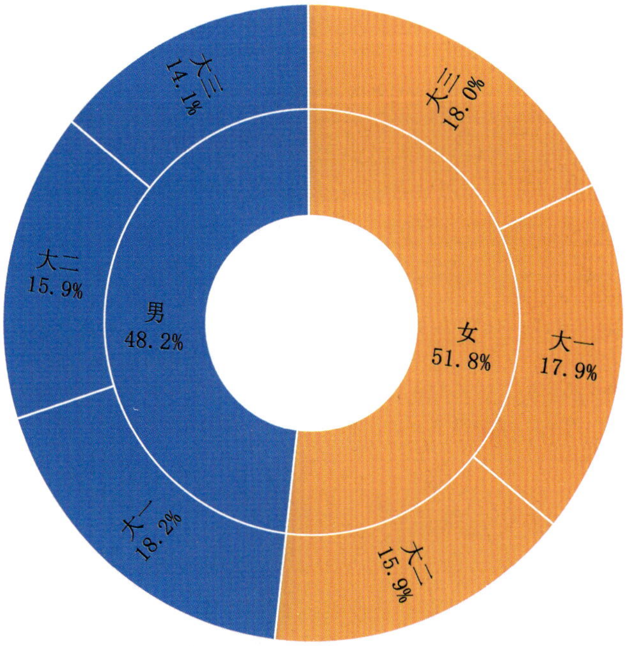

图 3-3-20 过去一年有过孤独感的大学生性别、年级构成情况

大学生中在过去一年里感到心情不愉快的占比为67.3%，其中：男生占47.8%，女生占52.2%；不同年级学生占比相差不大，大一学生为34.5%，大二学生为32.4%，大三学生为33.1%。(图3-3-21)

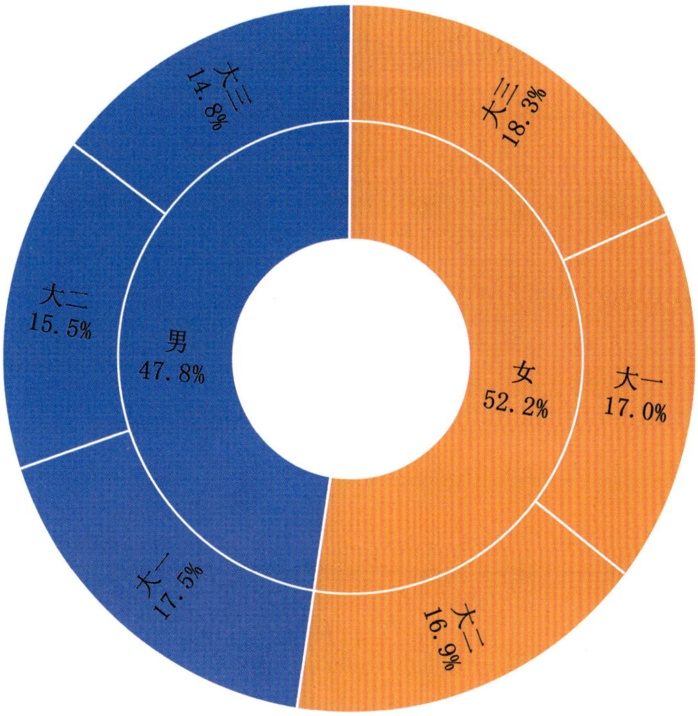

图3-3-21　过去一年感到心情不愉快的大学生性别、年级构成情况

在心情不愉快的主要原因中，学习压力或成绩问题占比最高，为52.8%，人际关系次之，占比为15.6%，感情问题占14.1%，经济情况占7.2%，就业压力占6.2%，其他占4.1%。(图3-3-22)

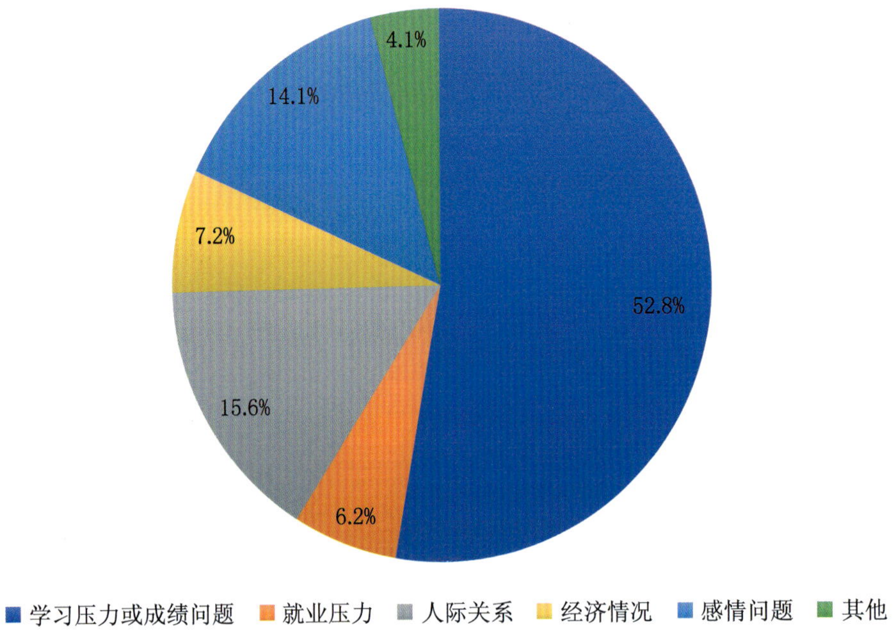

图 3-3-22 大学生心情不愉快的主要原因构成情况

大学生中在过去一年里因担心某事而有失眠经历的占比为 41.0%，其中：男生占 45.9%，低于女生(54.1%)；大一学生和大三学生占比均为 33.5%，大二学生为 33.0%。(图 3-3-23)

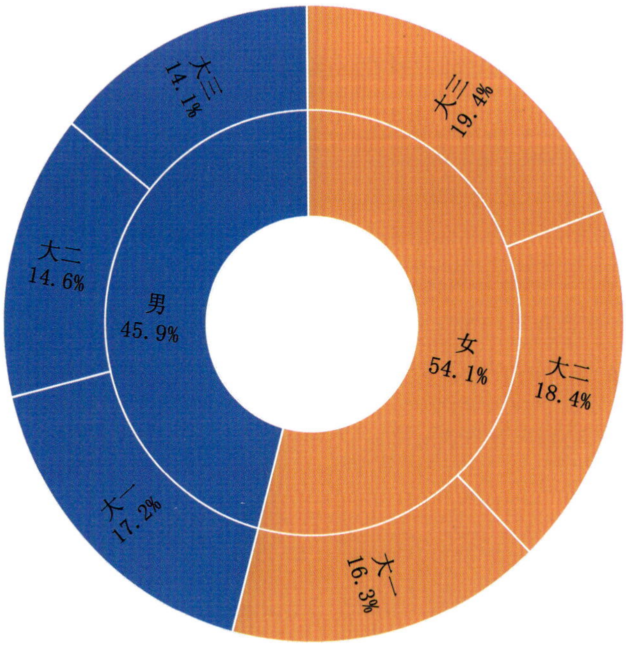

图 3-3-23 过去一年因担心某事而有失眠经历的大学生性别、年级构成情况

（六）小结

大中小学生在过去一年中，严重伤害的发生率为5.5%。

大中小学生过去一月时间里，在校园或校园周边遭受欺凌的不同形式中：被恶意取笑的发生率最高，为11.7%；被索要财物的发生率最低，为2.6%；被有意排斥在集体活动之外或被孤立的发生率为6.3%；被威胁、恐吓的发生率为4.3%；被打、踢、推、挤或关在屋里的发生率为2.9%；被取笑身体缺陷或长相的发生率为5.3%。大中小学生过去一年打架发生率为10.8%，中小学生过去一年被家长打骂的发生率为23.2%。

大中小学生日常可能发生非故意伤害的行为中：过去一月步行过马路时不走人行横道的发生率为13.6%；过去一年去过没有安全措施的地方游泳的发生率为3.3%。

大学生过去一年的自伤、自杀行为中：自伤行为发生率为3.0%；认真考虑过自杀的学生占5.2%；考虑并做过自杀计划的学生占2.5%；曾采取措施自杀的学生占1.6%；曾多次采取措施自杀的学生占1.2%。

大学生中过去一年里曾连续两周及以上因伤心绝望而对日常活动没有兴趣的占比为9.1%；有过孤独感的占比为50.6%；感到心情不愉快的占比为67.3%，而心情不愉快的原因中占比为前三的是学习压力或成绩问题(52.8%)、人际关系(15.6%)、感情问题(14.1%)；因担心某事而有失眠经历的占比为41.0%。

四、吸烟、饮酒及成瘾性物质使用情况

（一）相关指标定义

曾吸烟率，是指迄今为止曾经吸过烟者（即使只吸一两口）的人数占调查总人数的比例。

现在吸烟率，是指最近30 d内，曾吸过烟者的人数占调查总人数的比例。

现在吸烟频次，是指最近30 d内的吸烟天数。

现在吸烟程度，是指最近30 d内通常每天吸烟的支数，按＜1支/d、1～

10 支/d、11～20 支/d 和>20 支/d 分类计算现在吸烟程度的报告率。

被动吸烟，是指最近 7 d 内，有人与被调查者在同一房间或同一交通工具里，当着被调查者的面吸烟。

被动吸烟率，是指被动吸烟者的人数占调查总人数的比例。

曾饮酒率，是指迄今为止曾饮过酒者(定量为“一杯酒”，即任何含有 14 g 纯酒精的酒精饮品，相当于一听啤酒、一小盅白酒、一杯葡萄酒或黄酒，下同)的人数占调查总人数的比例。

第一次饮酒年龄，是指第一次饮“一杯酒”(不包括偶尔尝一口)的年龄。

现在饮酒率，是指最近 30 d 内，曾喝过至少“一杯酒”者的人数占调查总人数的比例。

现在饮酒频次，是指最近 30 d 内的饮酒天数，按 1～9 d、10～19 d、20～29 d 和 30 d 分类计算现在饮酒频次的报告率。

重度饮酒率，是指最近 30 d 内，在一两小时内至少饮“5 杯酒”者的人数占调查总人数的比例。

醉酒率，是指过去一年内，因饮酒太多而出现头晕、头疼、嗜睡等醉酒症状的人数占调查总人数的比例。

成瘾性物质使用率，是指曾使用胶水、汽油、“笑气”等可吸入性溶剂以及在没有医生许可情况下使用止咳药水、镇静催眠药物、曲马多、可卡因、哌替啶(杜冷丁)、吗啡以及摇头丸、冰毒等成瘾性物质的人数占调查总人数的比例。

(二) 吸烟情况

(1) 曾吸烟率

大中小学生曾吸烟率为 4.5%，男生(6.5%)高于女生(2.2%)。从不同地区来看，苏南、苏中和苏北地区学生曾吸烟率分别为 4.0%、3.7%和 5.3%。从不同学段来看，小学生、初中生、高中生和大学生曾吸烟率分别为 2.1%、2.9%、6.8%和 10.9%。(表 3-4-1)

表 3-4-1　2020 年江苏省学生曾吸烟率　　单位:%

性别	学段	地区			总计
		苏南	苏中	苏北	
男	小学	2.3	2.8	3.8	3.0
	初中	3.4	3.1	4.4	3.7
	高中	8.8	7.7	13.2	10.2
	大学	20.7	13.4	17.1	17.5
	小计	5.9	5.3	7.8	6.5
女	小学	0.9	1.0	1.3	1.1
	初中	1.5	1.9	2.6	2.0
	高中	2.7	3.0	3.6	3.1
	大学	5.6	2.7	3.4	4.1
	小计	2.0	2.0	2.6	2.2
总计	小学	1.6	1.9	2.6	2.1
	初中	2.5	2.5	3.6	2.9
	高中	5.8	5.6	8.6	6.8
	大学	13.1	8.9	9.9	10.9
	小计	4.0	3.7	5.3	4.5

(2)第一次吸烟年龄

大中小学生第一次吸烟的平均年龄为 11.6 岁,其中男生为 11.6 岁,女生为 11.4 岁。从不同地区来看,苏南、苏中和苏北地区学生第一次吸烟的平均年龄分别为 11.9 岁、11.4 岁和 11.4 岁。(表 3-4-2)

表 3-4-2 2020 年江苏省学生第一次吸烟平均年龄 单位：岁

性别	学段	地区			总计
		苏南	苏中	苏北	
男	小学	7.6±2.6	7.4±2.7	7.6±3.2	7.5±2.9
	初中	10.4±5.3	8.6±4.3	9.7±4.5	9.7±4.8
	高中	11.9±4.2	12.2±4.1	12.3±4.1	12.2±4.1
	大学	15.6±3.7	14.7±5.0	14.8±4.9	15.1±4.4
	小计	12.0±4.8	11.3±4.8	11.5±4.7	11.6±4.8
女	小学	7.4±2.7	8.0±2.9	6.7±3.2	7.2±3.0
	初中	9.9±3.7	10.4±3.2	10.8±3.2	10.5±3.4
	高中	12.2±3.8	13.3±3.7	11.8±3.9	12.3±3.8
	大学	14.8±4.4	16.5±3.1	14.6±4.6	14.9±4.3
	小计	11.6±4.4	11.8±4.1	11.1±4.2	11.4±4.3
总计	小学	7.5±2.6	7.6±2.7	7.4±3.2	7.4±2.9
	初中	10.3±4.9	9.2±4.0	10.1±4.1	10.0±4.4
	高中	12.0±4.1	12.5±4.0	12.2±4.1	12.2±4.1
	大学	15.4±3.9	14.9±4.8	14.7±4.8	15.1±4.4
	小计	11.9±4.7	11.4±4.7	11.4±4.6	11.6±4.7

注：表中数值均为“均值±标准差”。

（3）现在吸烟率

大中小学生现在吸烟率为1.1%，男生(1.7%)高于女生(0.4%)。从不同地区来看，苏南、苏中和苏北地区学生现在吸烟率分别为1.0%、0.8%和1.4%。从不同学段来看，大学生现在吸烟率最高，为4.1%，远高于其他学段学生(小学生为0.4%，初中生为0.5%，高中生为1.7%)。(表 3-4-3)

表 3-4-3　2020 年江苏省学生现在吸烟率

单位：%

性别	学段	地区			总计
		苏南	苏中	苏北	
男	小学	0.3	0.7	0.7	0.5
	初中	0.4	0.4	0.7	0.5
	高中	2.0	1.6	4.4	2.8
	大学	10.3	5.1	5.2	7.1
	小计	1.6	1.2	2.1	1.7
女	小学	0.1	0.2	0.3	0.2
	初中	0.2	0.4	0.6	0.4
	高中	0.4	0.6	0.6	0.5
	大学	1.2	0.7	1.1	1.0
	小计	0.3	0.4	0.5	0.4
总计	小学	0.2	0.5	0.5	0.4
	初中	0.3	0.4	0.7	0.5
	高中	1.2	1.1	2.6	1.7
	大学	5.7	3.3	3.0	4.1
	小计	1.0	0.8	1.4	1.1

(4) 现在吸烟频次

大中小学生现在吸烟频次均值为 13.3 d，其中男生和女生分别为 14.6 d 和 7.5 d。从不同地区来看，苏南、苏中和苏北地区学生现在吸烟频次均值分别为 15.1 d、11.7 d 和 12.6 d。从不同学段来看，小学生、初中生、高中生和大学生现在吸烟频次均值分别为 7.5 d、9.8 d、14.0 d 和 15.9 d。从不同性别和学段来看，大学男生现在吸烟频次最高，为 16.3 d，高中女生现在吸烟频次最低，为 5.3 d。（图 3-4-1、图 3-4-2）

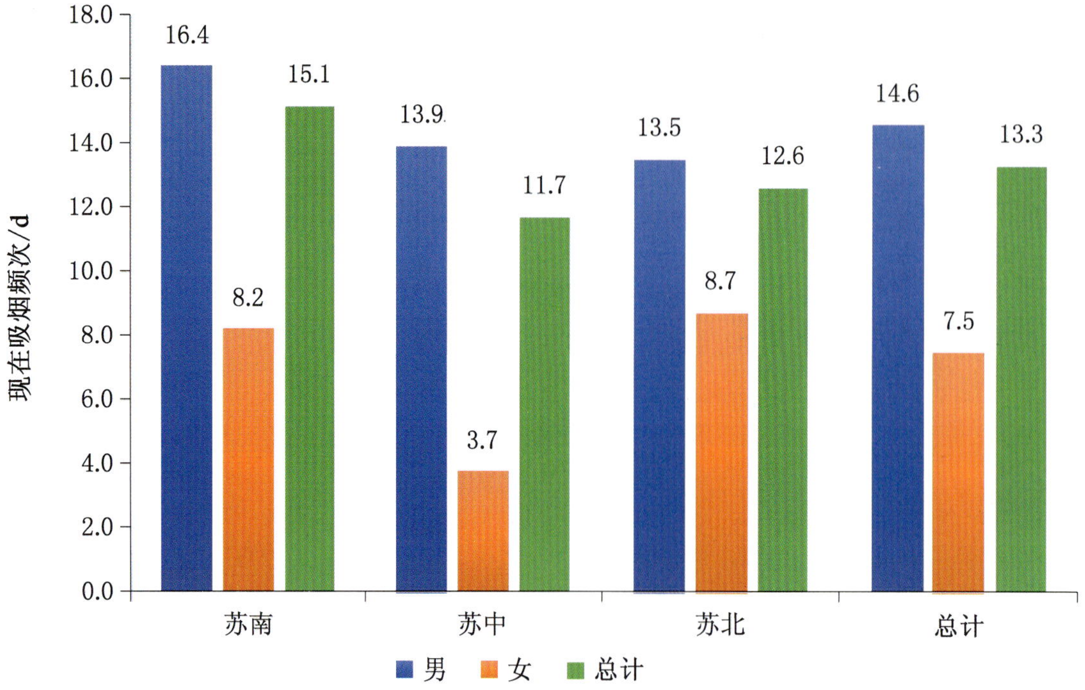

图 3-4-1　2020 年江苏省不同地区学生现在吸烟频次情况

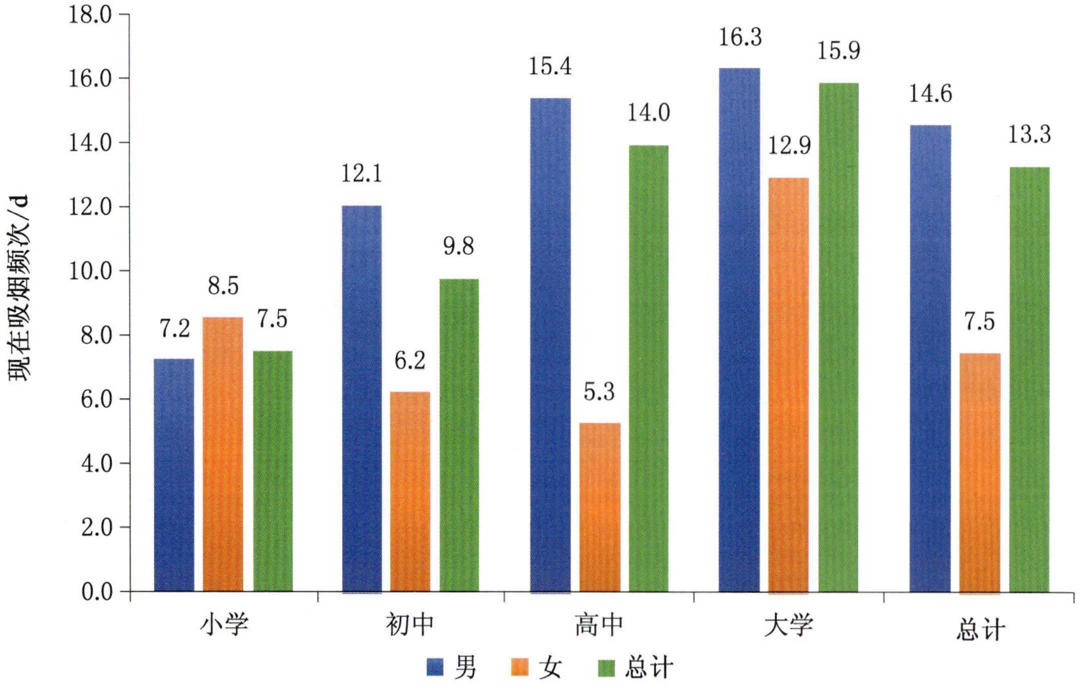

图 3-4-2　2020 年江苏省不同学段学生现在吸烟频次情况

（5）现在吸烟程度

中学生及大学生现在吸烟程度为：每天不到 1 支的占 42.4%，每天 1～

20 支的占 48.9%，每天超过 20 支的占 6.3%。中学生及大学生中男生吸烟数量每天超过20 支的比例为7.0%，高于女生(2.8%)。(图 3-4-3)

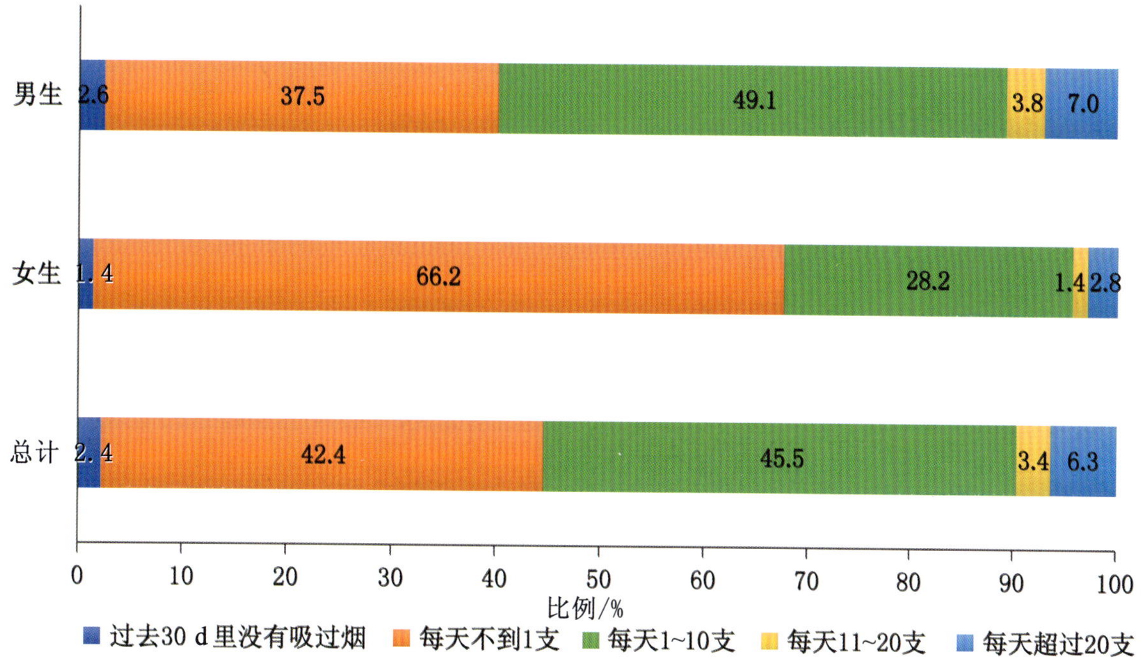

图 3-4-3 2020 年江苏省不同性别中学生及大学生现在吸烟程度构成情况

(6) 被动吸烟率

大中小学生被动吸烟率为 55.6%，其中男生为 56.0%，女生为 55.2%。从不同地区来看，苏南、苏中和苏北地区学生被动吸烟率分别为 57.2%、54.8%和 54.5%。从不同学段来看，各学段学生被动吸烟率差别不大，但均超过 50%，其中高中生被动吸烟率最高，达 58.1%。从被动吸烟的地点(同一房间或同一辆车内等密闭空间中)来看，除家和学校外的其他公共场合比例最高，为 81.9%，学校和家的比例分别为 28.7%和 60.1%。(表 3-4-4、图 3-4-4)

表 3-4-4 2020 年江苏省学生被动吸烟率

单位：%

性别	学段	地区			总计
		苏南	苏中	苏北	
男	小学	53.1	51.4	48.3	50.8
	初中	59.3	57.0	55.2	57.2
	高中	57.7	56.2	63.6	59.6
	大学	60.7	51.8	59.1	57.8
	小计	57.0	54.7	55.9	56.0

表 3-4-4(续)

性别	学段	地区			总计
		苏南	苏中	苏北	
女	小学	53.8	51.5	45.0	50.0
	初中	61.0	59.0	56.0	58.6
	高中	57.1	55.7	56.1	56.4
	大学	59.0	50.5	60.2	57.9
	小计	57.4	55.0	53.0	55.2
总计	小学	53.4	51.5	46.8	50.4
	初中	60.1	57.9	55.6	57.8
	高中	57.4	56.0	60.0	58.1
	大学	59.8	51.3	59.6	57.8
	小计	57.2	54.8	54.5	55.6

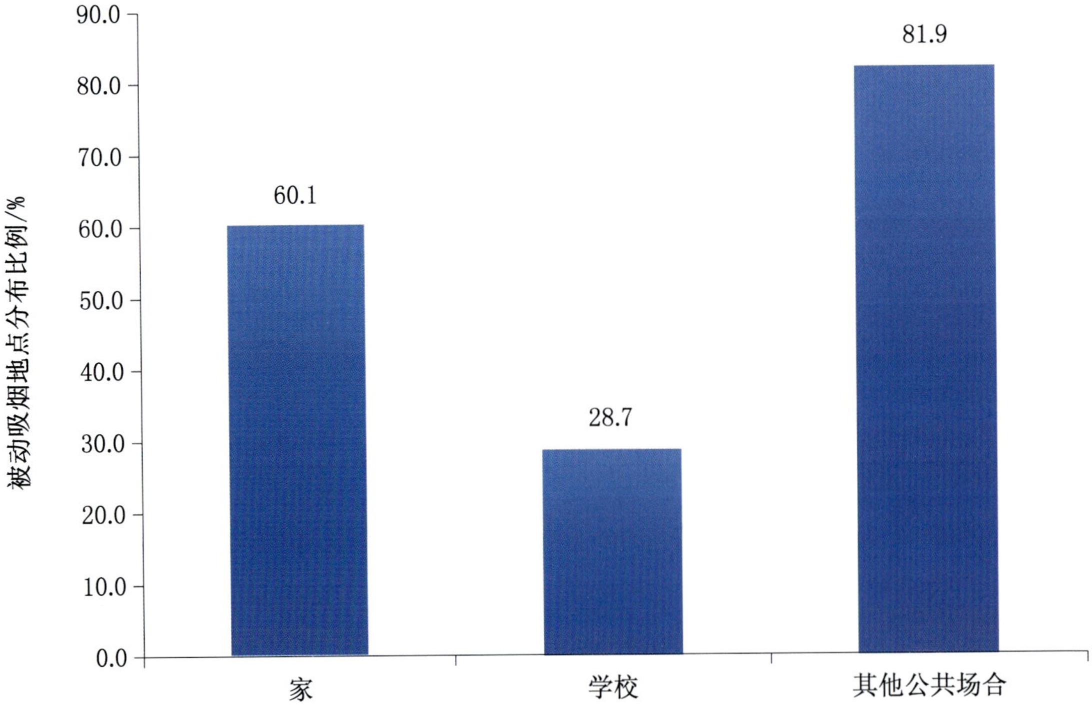

图 3-4-4 2020 年江苏省学生被动吸烟地点分布情况

（三）饮酒情况

（1）曾饮酒率

大中小学生曾饮酒率为 19.0%，男生(23.7%)高于女生(13.8%)。从不同地区来看，苏南、苏中和苏北地区学生曾饮酒率分别为 19.2%、18.3%和 19.3%。从不同学段来看，大学生曾饮酒率最高，达 40.2%，明显高于其他学段学生。（表 3-4-5）

表 3-4-5　2020 年江苏省学生曾饮酒率　　单位：%

性别	学段	地区			总计
		苏南	苏中	苏北	
男	小学	9.6	10.0	9.2	9.5
	初中	17.1	17.4	15.8	16.6
	高中	37.5	36.2	41.3	38.6
	大学	52.2	45.5	55.8	51.8
	小计	23.5	23.3	24.3	23.7
女	小学	5.6	5.9	5.8	5.7
	初中	12.0	12.7	11.9	12.1
	高中	21.5	16.9	20.1	19.9
	大学	31.0	27.3	73.6	28.4
	小计	14.5	12.6	13.8	13.8
总计	小学	7.7	8.0	7.6	7.7
	初中	14.7	15.2	14.0	14.5
	高中	29.7	27.4	31.1	29.7
	大学	41.5	37.8	40.4	40.2
	小计	19.2	18.3	19.3	19.0

（2）第一次饮酒年龄

大中小学生第一次饮酒的平均年龄为 12.1 岁，其中男生和女生分别为 12.0 岁和 12.3 岁。从不同地区来看，苏南、苏中和苏北地区学生第一次饮酒的平均年龄分别为 11.9 岁、12.1 岁和 12.3 岁。（表 3-4-6）

表 3-4-6　2020 年江苏省学生第一次饮酒平均年龄　单位：岁

性别	学段	地区			总计
		苏南	苏中	苏北	
男	小学	8.1±2.9	8.2±2.9	8.4±2.7	8.2±2.8
	初中	10.7±3.4	10.6±3.5	10.2±3.6	10.5±3.5
	高中	12.3±3.8	12.9±3.6	12.8±3.6	12.6±3.7
	大学	14.9±4.2	15.5±3.8	15.6±3.8	15.3±4.0
	小计	11.8±4.2	12.2±4.1	12.2±4.1	12.0±4.1
女	小学	8.6±2.9	8.8±2.7	8.4±3.0	8.6±2.9
	初中	10.6±3.0	10.9±3.0	10.9±3.1	10.8±3.0
	高中	12.6±3.5	12.4±3.6	13.4±3.3	12.9±3.5
	大学	15.9±3.7	16.5±3.3	15.8±3.9	16.0±3.7
	小计	12.2±4.0	11.9±3.9	12.5±2.8	12.3±4.0
总计	小学	8.2±2.9	8.4±2.8	8.4±3.4	8.3±2.9
	初中	10.7±3.2	10.7±3.3	10.5±3.5	10.6±3.3
	高中	12.4±3.7	12.7±3.6	13.0±3.8	12.7±3.6
	大学	15.3±4.1	15.8±3.7	15.7±3.7	15.6±3.9
	小计	11.9±4.1	12.1±4.1	12.3±4.1	12.1±4.1

注：表中数值均为“均值±标准差”。

（3）现在饮酒率

在大学生群体中，现在饮酒率为 39.4%，其中男生为 45.6%，女生为 27.9%。从不同年级来看，大一学生的现在饮酒率最高，为 42.0%。从不同性别和年级来看，大一男生和女生现在饮酒率分别为 47.3%和 29.2%，均高于大二、大三的男生和女生。（图 3-4-5）

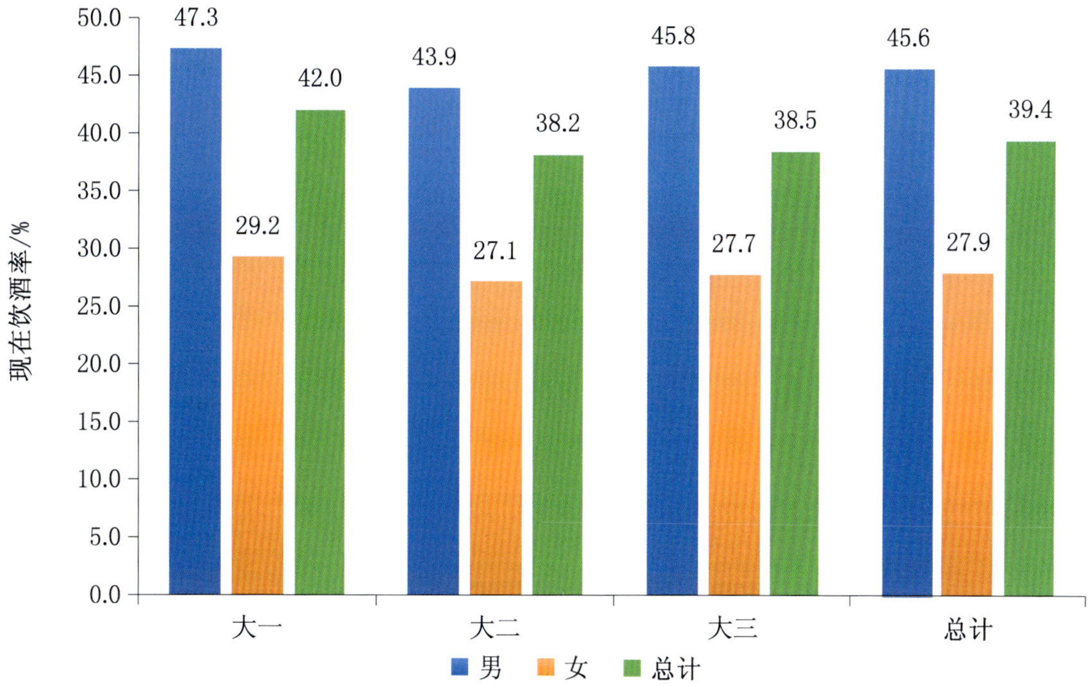

图 3-4-5　2020 年江苏省不同年级大学生现在饮酒率

（4）现在饮酒频次

大学生现在饮酒频次比例为：1～9 d 的占 74.6%，10～19 d 的占 9.8%，20～29 d 的占 3.6%，30 d 的占 12.0%。在现在饮酒频次为 30 d 的大学生中，男生比例为 10.6%，明显低于女生（16.3%）。（图 3-4-6）

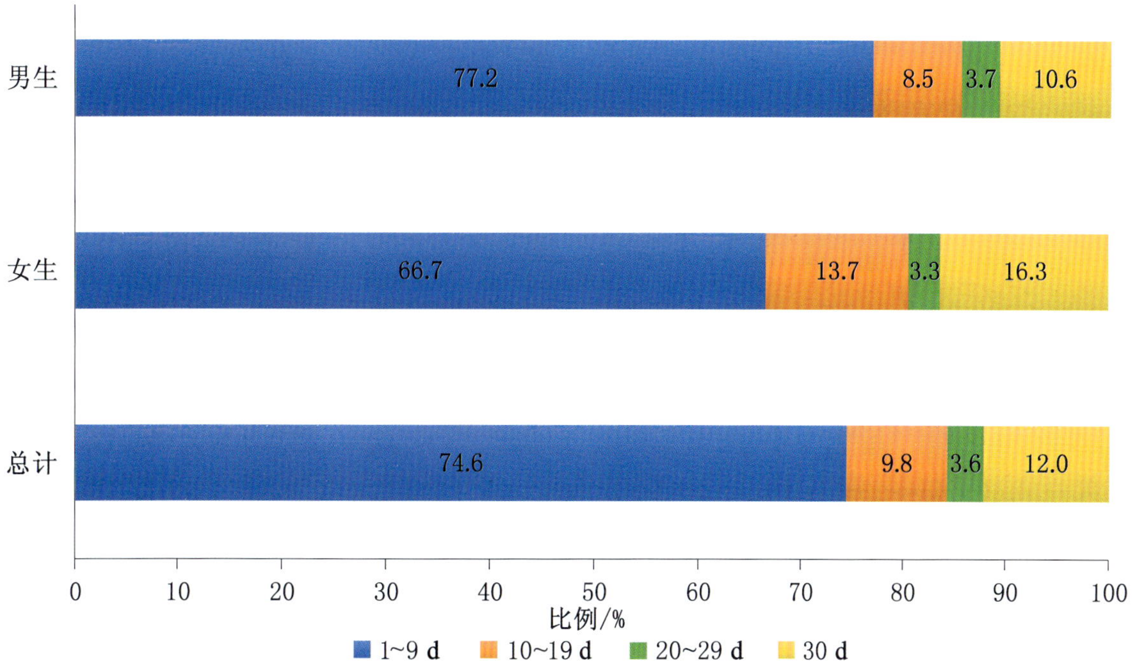

图 3-4-6　2020 年江苏省大学生现在饮酒频次构成情况

（5）重度饮酒及醉酒率

在饮酒的大学生中：重度饮酒率为 15.7%，男生和女生分别为 18.6%和 10.2%；醉酒率为 16.7%，男生和女生分别为 18.0%和 14.3%。

（四）成瘾性物质使用情况

中学生及大学生成瘾性物质使用率为 17.9%（在没有医生许可下），其中男生为 18.3%，女生为 17.5%。从不同地区来看，苏南、苏中和苏北地区学生成瘾性物质使用率为 16.9%、16.9%和 19.6%。从不同学段来看，初中生、高中生和大学生成瘾性物质使用率分别为 18.8%、20.3%和 4.5%。使用比例前三的成瘾性物质分别为止咳药水（14.4%），胶水、汽油、“笑气”等可吸入性溶剂（3.7%），安定、三唑仑等镇静催眠类药品（0.8%）。（图 3-4-7）

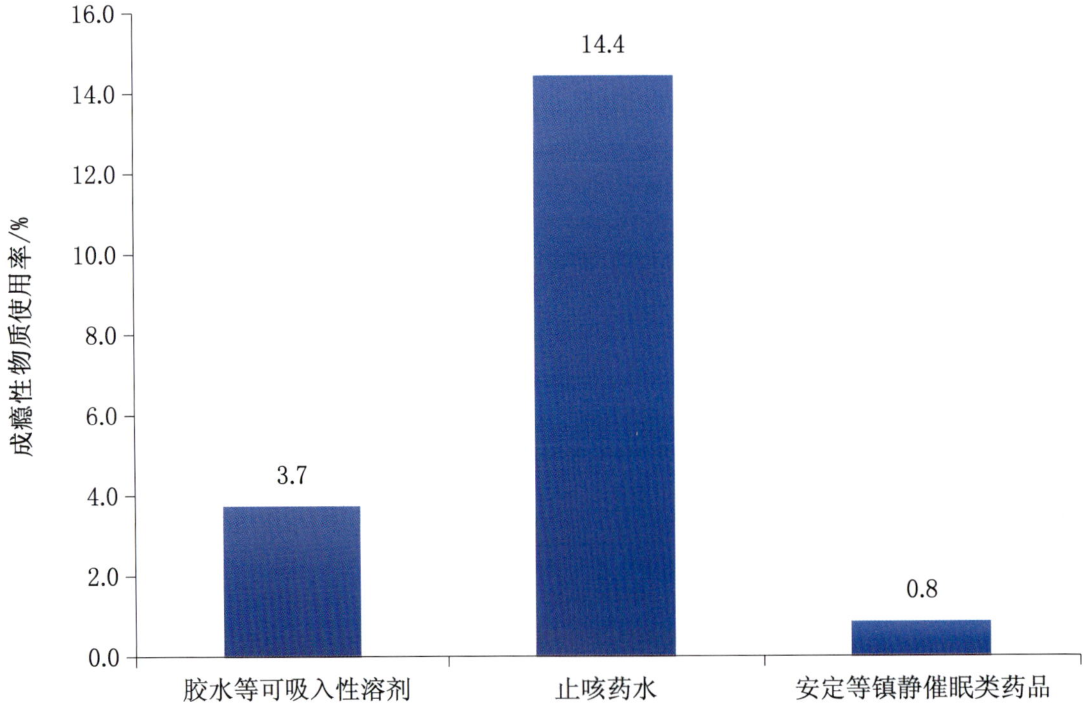

图 3-4-7　2020 年江苏省中学生及大学生主要成瘾性物质使用率

（五）小结

大中小学生曾吸烟率为 4.5%，第一次吸烟的平均年龄为 11.6 岁，现在吸烟率为 1.1%，现在吸烟频次均值为 13.3 d，被动吸烟率为 55.6%。中学生及大学生现在吸烟程度为：每天不到 1 支的占 42.4%，每天 1～20 支的占 48.9%，每天超过 20 支的占 6.3%。

大中小学生曾饮酒率为 19.0%，第一次饮酒的平均年龄为 12.1 岁。大学生现在饮酒率为 39.4%。大学生现在饮酒频次比例为：1～9 d 的占 74.6%，10～19 d 的占 9.8%，20～29 d 的占 3.6%，30 d 的占 12.0%。饮酒的大学生中，重度饮酒率为 15.7%，醉酒率为 16.7%。

中学生和大学生中，成瘾性物质使用率为 17.9%（在没有医生许可下）。

五、网络使用情况

（一）相关指标定义

网络使用率，是指使用手机、平板、电脑等任何设备上网的学生人数占调查总人数的比例。

网络成瘾率，是指平均每天用于非工作学习目的的上网时间≥4 h 且同时出现 E021～E029 中的 4 项及以上的学生人数占调查总人数的比例。其中：E021，是指经常上网，即使不上网，脑中也一直浮现与网络有关的事情；E022，是指一旦不能上网，就感到不舒服或不愿意干别的事，上网之后可以缓解；E023，是指为得到满足感增加上网时间；E024，是指因为上网而对其他娱乐活动（爱好、会见朋友）失去兴趣；E025，是指多次想停止上网，但总不能控制自己；E026，是指因为上网而不能完成作业或逃学；E027，是指向家长或老师、同学隐瞒自己上网的事实；E028，是指明知负面后果（睡眠不足、上课迟到、与父母争执）而继续上网；E029，是指为了逃避现实，摆脱自己的困境或郁闷、无助、焦虑情绪才上网。

（二）网络使用率

中学生及大学生网络使用率为 88.1%，其中男生为 87.3%，女生为 89.0%。从不同地区来看，苏南、苏中和苏北地区学生网络使用率分别为 91.0%、87.0%和 85.9%。从不同学段来看，初中生、高中生和大学生网络使用率分别为 82.5%、91.9%和 95.4%。（表 3-5-1）

表 3-5-1 2020 年江苏省中学生及大学生网络使用率 单位:%

性别	学段	地区			总计
		苏南	苏中	苏北	
男	初中	86.6	77.8	79.4	81.7
	高中	92.9	91.3	89.8	91.3
	大学	92.0	95.1	95.1	94.0
	小计	89.9	85.8	85.5	87.3
女	初中	87.0	81.3	80.9	83.3
	高中	96.1	94.1	88.1	92.6
	大学	95.8	97.0	97.9	96.9
	小计	92.1	88.5	86.2	89.0
总计	初中	86.8	79.4	80.1	82.5
	高中	94.4	92.6	89.0	91.9
	大学	94.0	95.9	96.5	95.4
	小计	91.0	87.0	85.9	88.1

(三) 平均上网时长

中学生及大学生每天平均上网时长为 2.1 h,其中男生和女生分别为2.3 h 和 2.0 h。从不同学段来看,初中生、高中生和大学生每天平均上网时长分别为 1.6 h、1.9 h 和 5.3 h。从不同地区来看,苏南、苏中和苏北地区学生每天平均上网时长分别为 2.0 h、2.0 h 和 2.3 h。(表 3-5-2)

表 3-5-2 2020 年江苏省中学生及大学生每天平均上网时长 单位：h

性别	学段	地区			总计
		苏南	苏中	苏北	
男	初中	1.5±2.8	1.6±2.5	2.1±3.3	1.8±2.9
	高中	2.2±3.2	2.1±3.2	1.9±3.0	2.1±3.2
	大学	5.1±4.0	4.9±3.8	5.0±3.7	5.0±3.9
	小计	2.2±3.3	2.3±3.2	2.3±3.4	2.3±3.3
女	初中	1.1±1.4	1.3±1.7	1.6±2.4	1.4±1.9
	高中	1.6±2.4	1.5±2.1	1.8±2.6	1.7±2.4
	大学	5.8±3.5	4.9±3.2	5.6±3.3	5.5±3.4
	小计	1.9±2.7	1.8±2.4	2.3±2.9	2.0±2.7
总计	初中	1.3±2.2	1.5±2.2	1.9±2.9	1.6±2.5
	高中	1.9±2.9	1.8±2.8	1.9±2.8	1.9±2.8
	大学	5.4±3.8	4.9±3.6	5.3±3.5	5.3±3.6
	小计	2.0±3.0	2.0±2.9	2.3±3.2	2.1±3.0

注：表中数值均为“均值±标准差”。

（四）网络成瘾情况

中学生及大学生网络成瘾率为 2.6%，其中男生为 3.1%，女生为 2.1%。从不同地区来看，苏南、苏中和苏北地区学生网络成瘾率分别为 2.6%、2.2% 和 2.9%。从不同学段来看，初中生、高中生和大学生的网络成瘾率分别为 2.0%、2.3%和 6.1%。从不同性别和学段来看，大学女生网络成瘾率最高，为 7.0%，高中女生网络成瘾率最低，为 1.4%。（图 3-5-1、图 3-5-2）

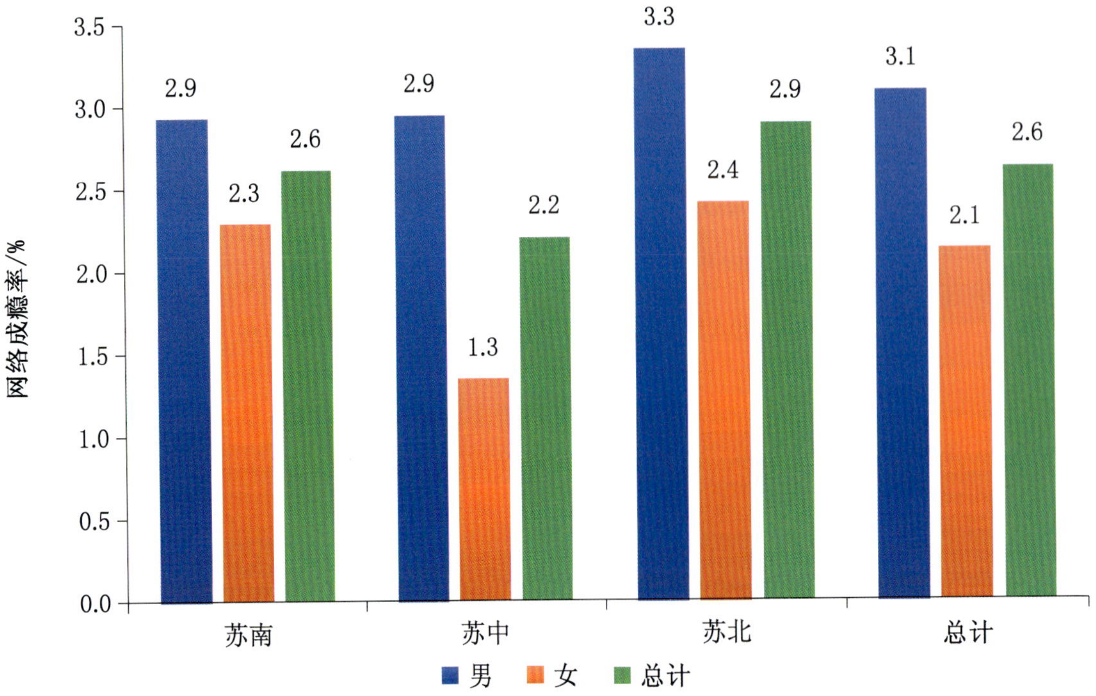

图 3-5-1 2020 年江苏省不同地区中学生及大学生网络成瘾率

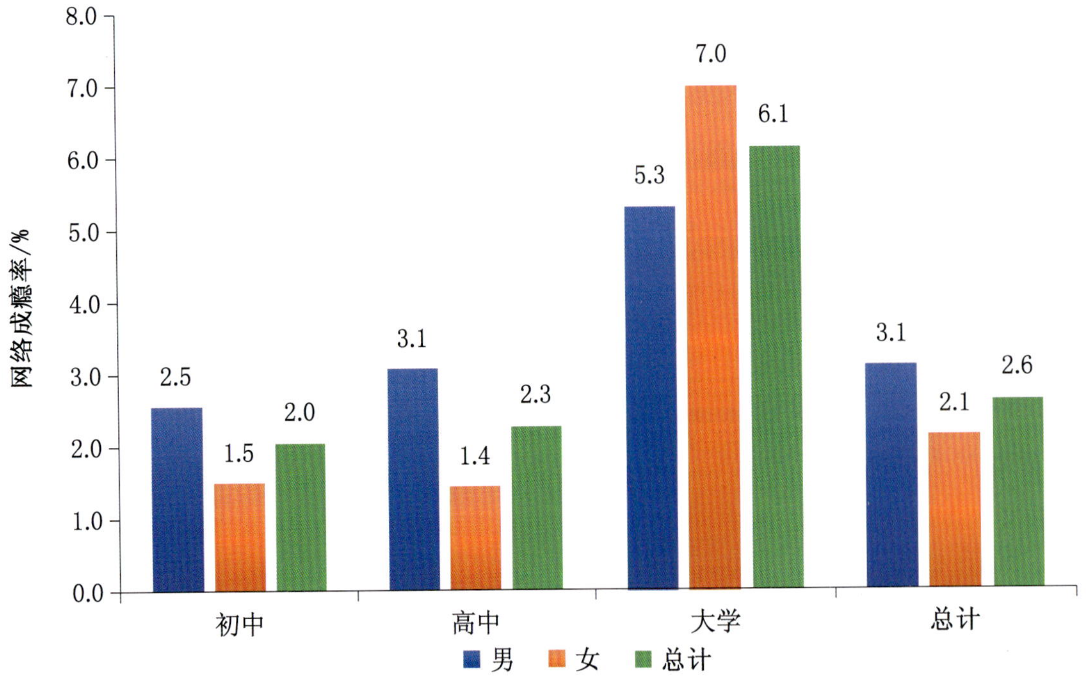

图 3-5-2 2020 年江苏省不同学段学生网络成瘾率

（五）小结

中学生及大学生网络使用率为 88.1%，每天平均上网时长为 2.1 h，网络成瘾率为 2.6%。

六、不良用耳行为

（一）相关指标定义

使用耳机，本部分特指至少连续使用 30 min 耳机的行为。

嘈杂环境，是指车站、地铁、商场等需要调高耳机音量的地方。

（二）使用耳机情况

大中小学生耳机使用率为 41.8%，开始使用耳机的平均年龄为 12.0 岁，其中男生耳机使用率为 40.9%，女生耳机使用率为 42.8%。按不同地区分析，苏南、苏中和苏北地区学生耳机使用率分别为 43.1%、41.6%和 40.6%。按不同学段分析，小学生、初中生、高中生和大学生耳机使用率分别为 18.8%、39.8%、59.4%和 72.3%。

过去一周使用耳机的学生中，平均每天使用耳机时间为 61.7 min，其中男生为 70.9 min，女生为 52.0 min。按不同地区分析，苏南地区学生过去一周平均每天使用耳机时间为 61.3 min，苏中地区为 63.9 min，苏北地区为 60.8 min。按不同学段分析，大学生过去一周平均每天使用耳机时间为 76.0 min，高中生为 57.9 min，初中生为 63.0 min，小学生为 57.8 min。

过去一周每天都使用耳机的学生占比为 9.4%，其中男生为 10.9%，高于女生（7.8%）。按不同地区分析，苏南、苏中和苏北地区学生过去一周每天耳机使用率分别为 9.7%、8.7%和 9.5%。按不同学段分析，小学生、初中生、高中生和大学生过去一周每天耳机使用率分别为 7.1%、8.0%、9.1%和 16.1%。

过去一周使用耳机的学生中，每天都在嘈杂环境里使用耳机的学生占比为 4.3%，其中男生和女生分别为 5.0%和 3.5%。按不同地区分析，过去一周每天都在嘈杂环境里使用耳机的学生中，苏南、苏中和苏北地区学生占比分别为 4.3%、4.1%和4.3%。按不同学段分析，过去一周每天都在嘈杂环境里使用耳机的学生中，小学生、初中生、高中生和大学生的占比分别为 3.2%、3.8%、4.6%和 5.6%。

（三）听力状况

在使用耳机的大中小学生中，最近一个月感觉自己听声音不如过去清楚的学生占比为 14.8%，其中男生占比为 14.5%，女生占比为 15.2%。按不同地区分析，最近一个月感觉自己听声音不如过去清楚的学生中，苏南、苏中和苏北地区学生占比分别为 13.7%、13.0%和 17.1%。按不同学段分析，最近一个月感觉自己听声音不如过去清楚的学生中，小学生、初中生、高中生和大学生的占比分别为 11.4%、15.3%、16.6%和 11.5%。（图 3-6-1、图 3-6-2）

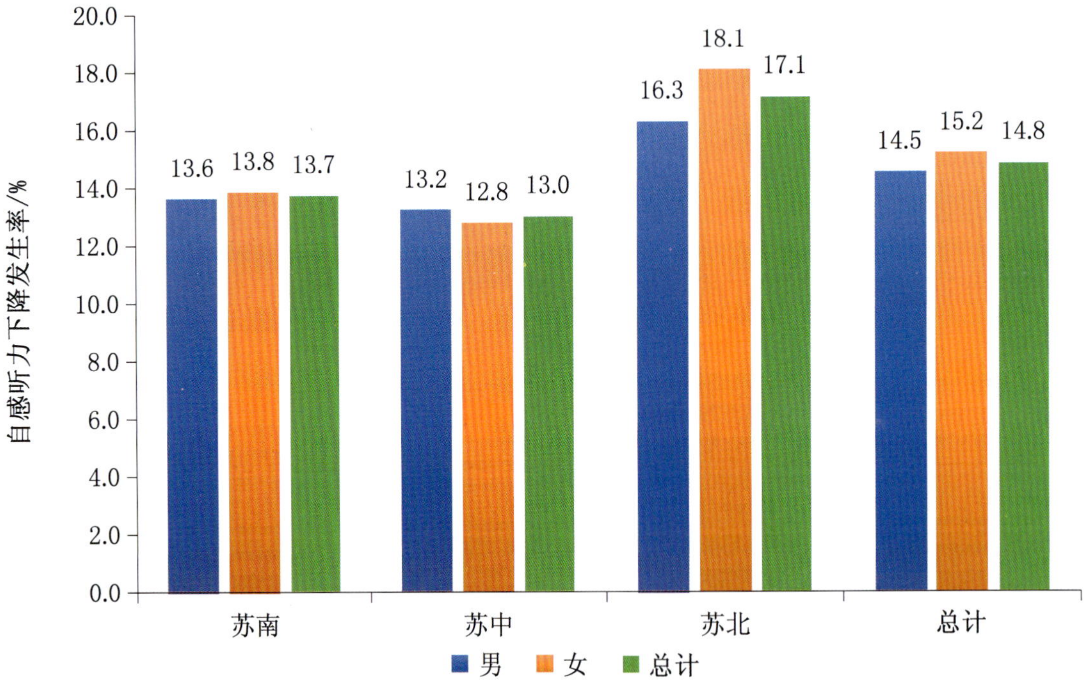

图 3-6-1　2020 年江苏省不同地区使用耳机的学生最近一个月自感听力下降发生率

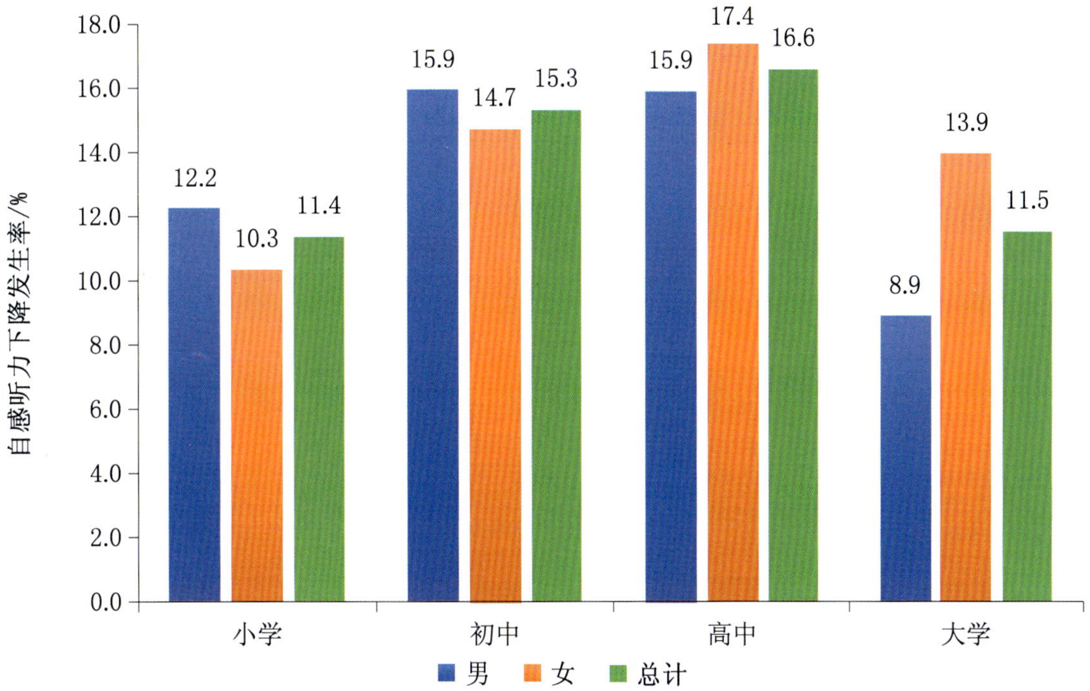

图 3-6-2　2020 年江苏省不同学段使用耳机的学生最近一个月自感听力下降发生率

（四）小结

大中小学生耳机使用率为 41.8%，开始使用耳机的平均年龄为 12.0 岁。过去一周学生平均每天使用耳机时间为 61.7 min，每天使用耳机的学生占比为 9.4%，每天都在嘈杂环境里使用耳机的学生占比为 4.3%。在使用耳机的大中小学生中，最近一个月感觉自己听声音不如过去清楚的学生占比为 14.8%。

七、青春期健康教育情况

（一）相关指标定义

多性伴性行为，是指至少与 2 人或 2 人以上发生过性行为。

意外妊娠，本部分是指女孩发生意外妊娠及男孩使他人发生意外妊娠。

（二）青春期知识教育及艾滋病预防教育情况

中学生在校接受青春期知识教育的比例为 81.1%，其中男生为 77.0%，低于女生(85.8%)。按不同地区分析,苏南、苏中和苏北地区中学生在校接受青春期知识教育的比例分别为85.7%、76.1%和79.7%。(图3-7-1)

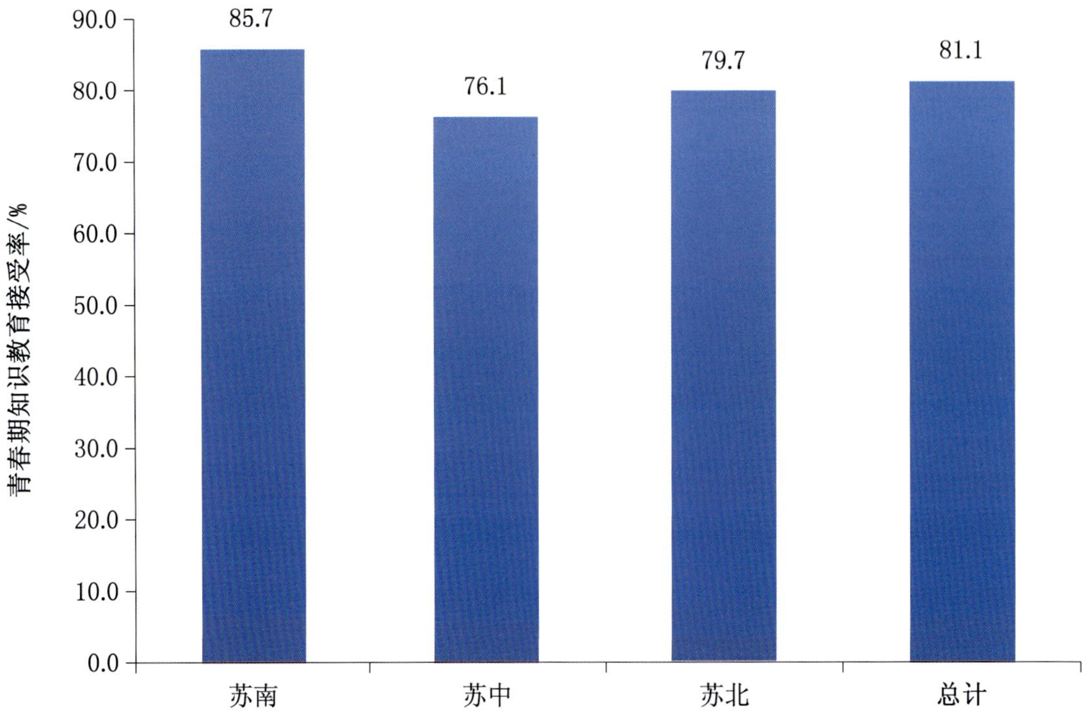

图3-7-1 2020年江苏省不同地区中学生在校接受青春期知识教育情况

中学生及大学生在校接受艾滋病预防教育的比例为68.4%,其中男生为68.0%,低于女生(69.0%)。按不同地区分析,苏南地区中学生及大学生在校接受艾滋病预防教育的比例为77.0%,苏中和苏北地区分别为58.3%、66.1%。按不同学段分析,初中生、高中生和大学生在校接受艾滋病预防教育的比例分别为63.6%、69.4%和84.5%。(图3-7-2、图3-7-3)

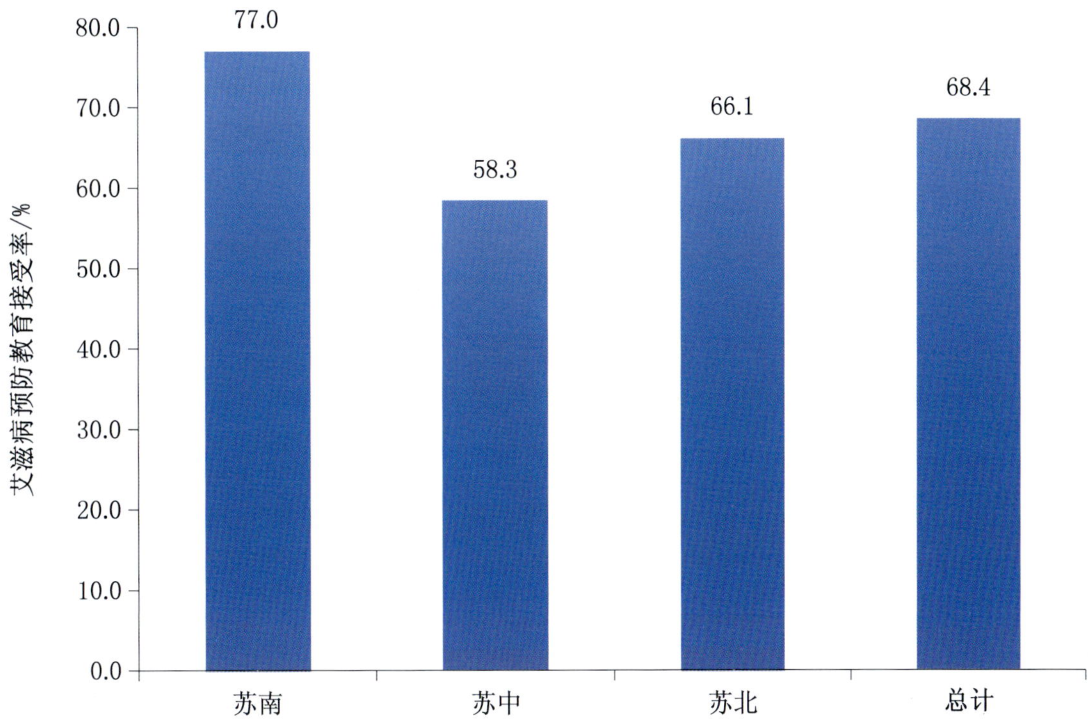

图 3-7-2　2020 年江苏省不同地区中学生及大学生在校接受艾滋病预防教育情况

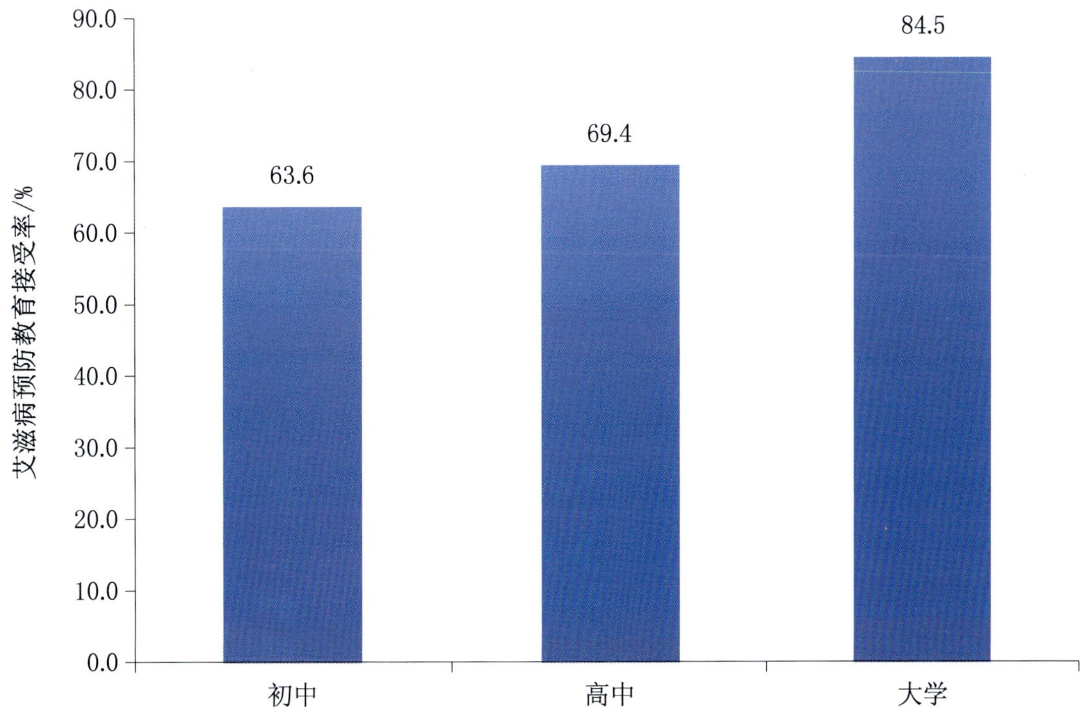

图 3-7-3　2020 年江苏省不同学段学生在校接受艾滋病预防教育情况

（三）性行为情况

大学生中曾发生过性行为的占比为 10.3%，男生（15.2%）高于女生（5.4%）。按不同地区分析，苏南、苏中和苏北地区大学生曾发生过性行为的占比分别为 13.1%、9.2%和 8.4%。大学生第一次发生性行为的时间在 18 岁及以上的占比为 75.4%。

在有过性行为的学生中：使用安全套的占比为 80.6%；目前为止只有 1 名性伙伴的占比为 70.2%；最近一次性行为之前饮酒或使用成瘾性物质的占比为 5.8%；在最近一次性行为中使用安全套的占比为 86.1%；在最近一次性行为中使用紧急避孕药的占比为 16.2%；曾经怀孕或使他人怀孕过的占比为 2.3%。

（四）小结

中学生在校接受青春期知识教育的比例为 81.1%，中学生及大学生在校接受艾滋病预防教育的比例为 68.4%。大学生中曾发生过性行为的占比为 10.3%，第一次发生性行为的时间在 18 岁及以上的占比为 75.4%。

八、眼部健康相关行为

（一）相关指标定义

视力不良，是指儿童青少年检查远视力，其裸眼视力低于 5.0。

视力不良检出率，是指视力不良人数占调查总人数的比例。

视力不良矫正率，是指接受过视力治疗或矫正的人数占视力不良人数的比例。

（二）用眼环境

（1）座位调换情况

中小学生座位调换比例为 88.7%，其中小学生、初中生和高中生座位调换比例分别为92.6%、85.9%和 87.6%。（图 3-8-1）

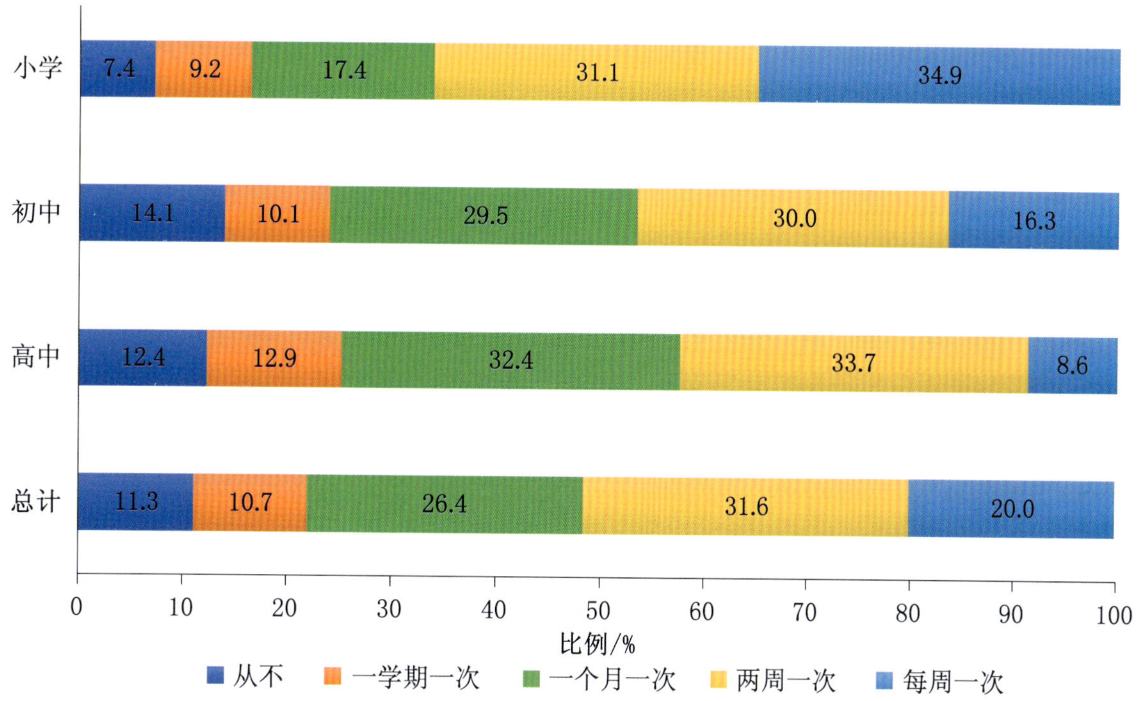

图 3-8-1　2020 年江苏省中小学生座位调换情况

（2）课桌椅调试情况

中小学生课桌椅调试比例为 37.9%，小学生课桌椅调试比例为 50.8%，初中生为 37.5%，高中生为 25.3%。（图 3-8-2）

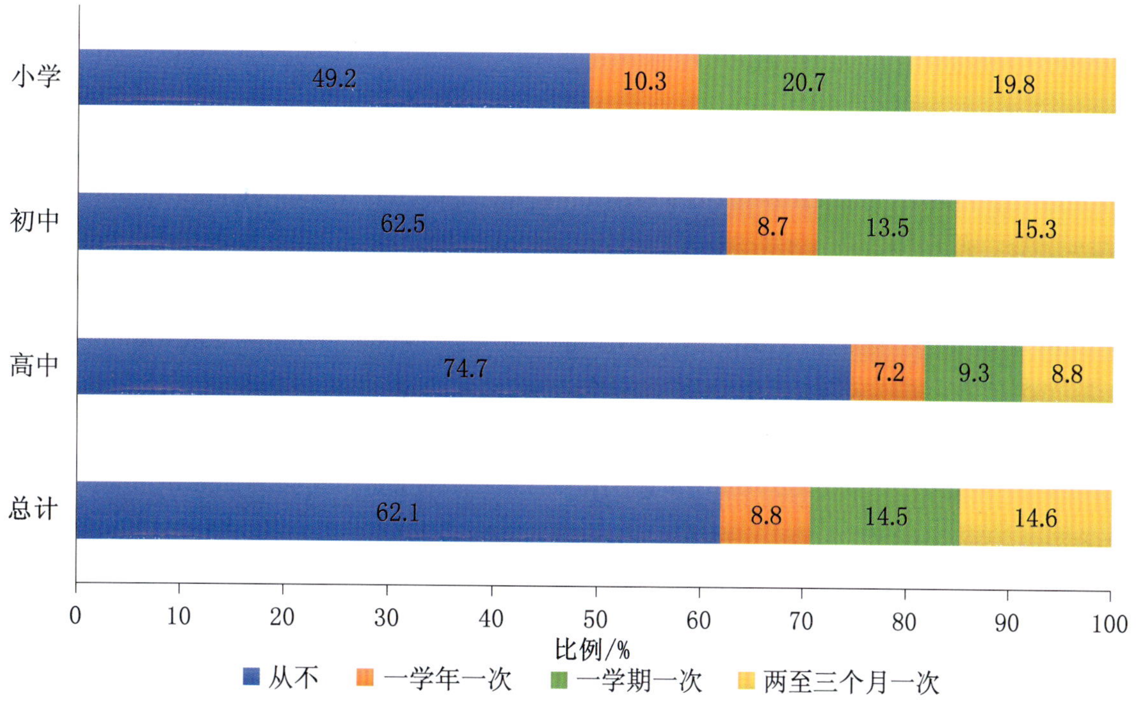

图 3-8-2　2020 年江苏省中小学生课桌椅调试情况

（三）用眼习惯

（1）眼保健操频次及课间休息习惯

中小学生每天做 2 次眼保健操的比例为 56.3%，其中小学生比例最高，为 70.2%，高中生比例最低，为 34.4%。中小学生课间在户外休息的比例为 16.5%，其中小学男生课间在户外休息的比例最高，为 21.2%。（图 3-8-3、图 3-8-4）

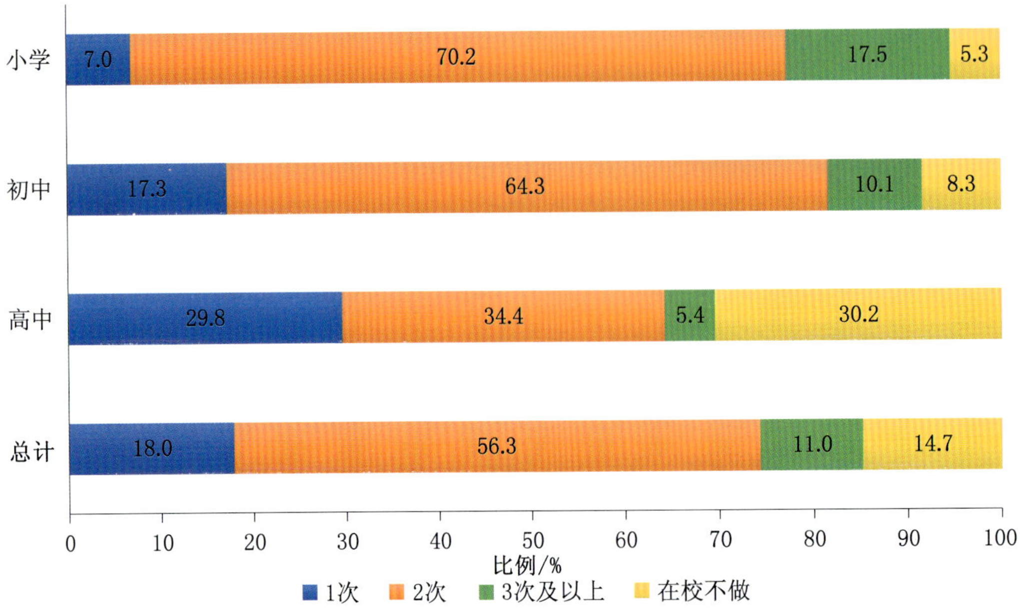

图 3-8-3　2020 年江苏省中小学生做眼保健操频次构成情况

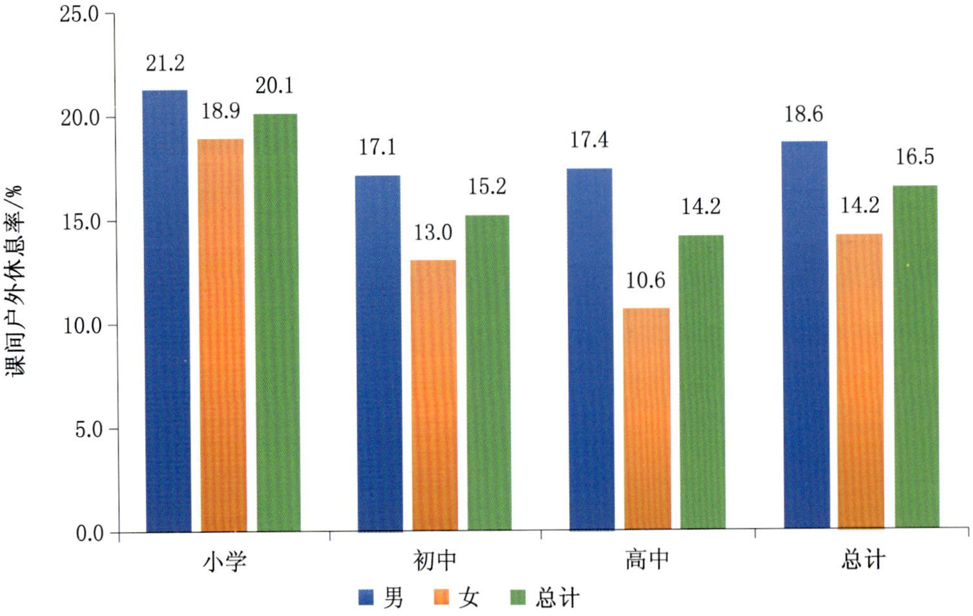

图 3-8-4　2020 年江苏省中小学生课间户外休息率

(2) 读写姿势

① 读写姿势正确率

中小学生读写姿势正确率(读写姿势总是正确)为 27.3%,男生(29.7%)高于女生(24.7%)。从不同学段来看,小学生、初中生和高中生读写姿势正确率分别为 36.7%、29.1%和 16.2%。(图 3-8-5)

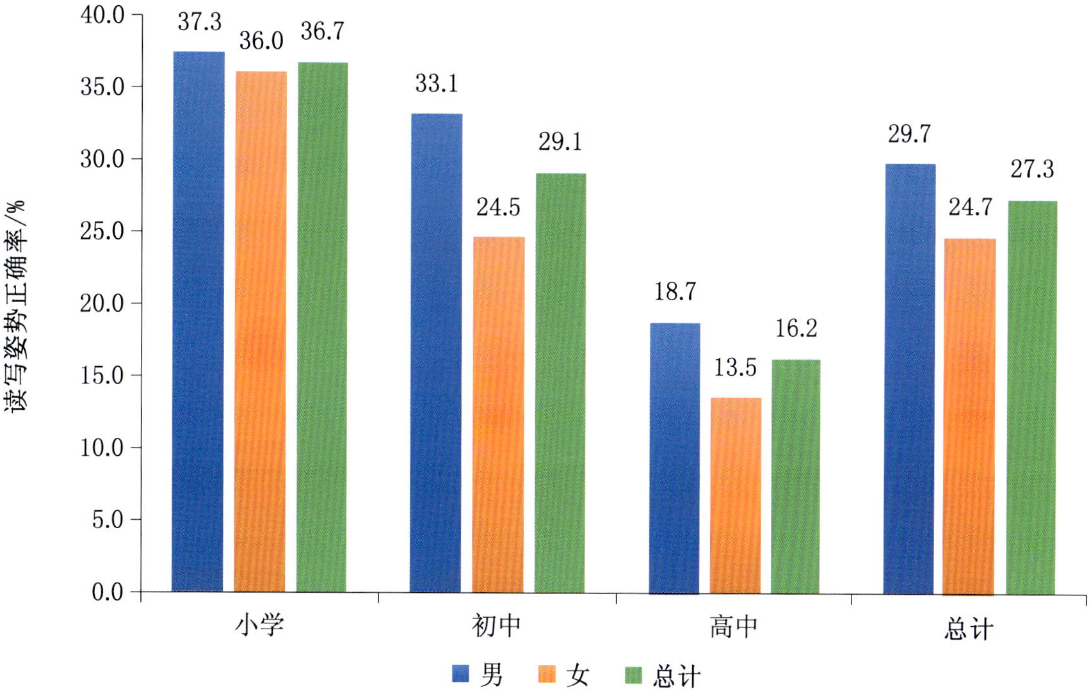

图 3-8-5 2020 年江苏省中小学生读写姿势正确率

② 家长、老师提醒注意读写姿势

家长提醒中小学生注意读写姿势的比例分别为:从不提醒占 16.6%,偶尔提醒占 22.7%,经常提醒占 22.0%,总是提醒占 38.7%。老师提醒中小学生注意读写姿势的比例分别为:从不提醒占 22.8%,偶尔提醒占 28.2%,经常提醒占 17.8%,总是提醒占 31.2%。(图 3-8-6)

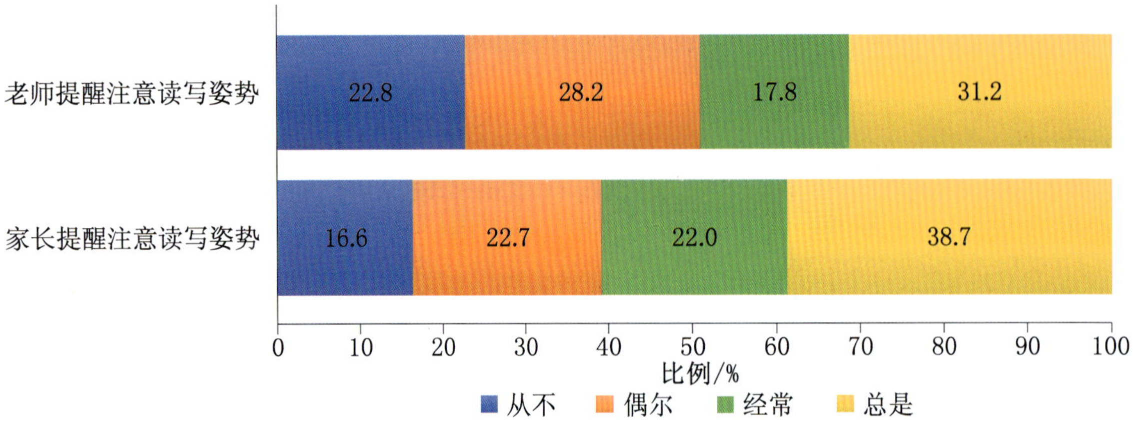

图 3-8-6　2020 年江苏省中小学生老师及家长提醒注意读写姿势频率构成情况

（3）近距离用眼情况

中小学生在阳光直射下看书或电子屏幕的比例为 34.0%，天黑关灯后看电子屏幕的比例为 38.3%，躺着或趴着看书或电子屏幕的比例为 47.5%，走路或乘车时看书或电子屏幕的比例为 33.9%。中小学生近距离用眼后眼睛休息不到 0.5 h 的比例为40.5%，用电脑时眼睛与电脑显示屏的距离从未超过 66 cm的比例为 11.6%，看电视或在电视上玩游戏时眼睛与电视显示屏的距离从未超过 3 m 的比例为 10.6%，天黑后在家读书写字时会同时使用台灯和屋顶灯的比例为 56.9%。（图 3-8-7、图 3-8-8）

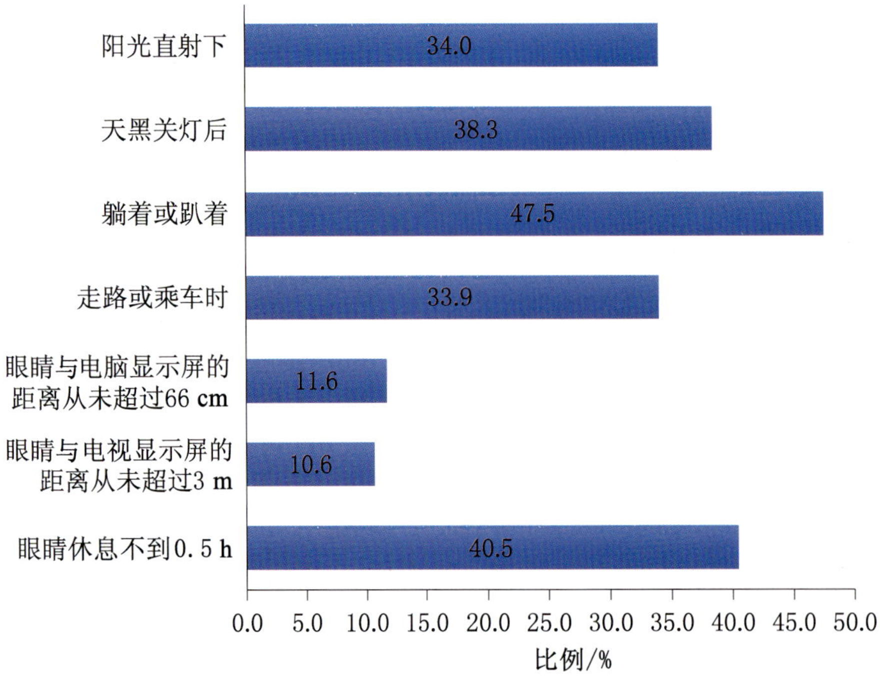

图 3-8-7　2020 年江苏省中小学生不同近距离用眼习惯情况

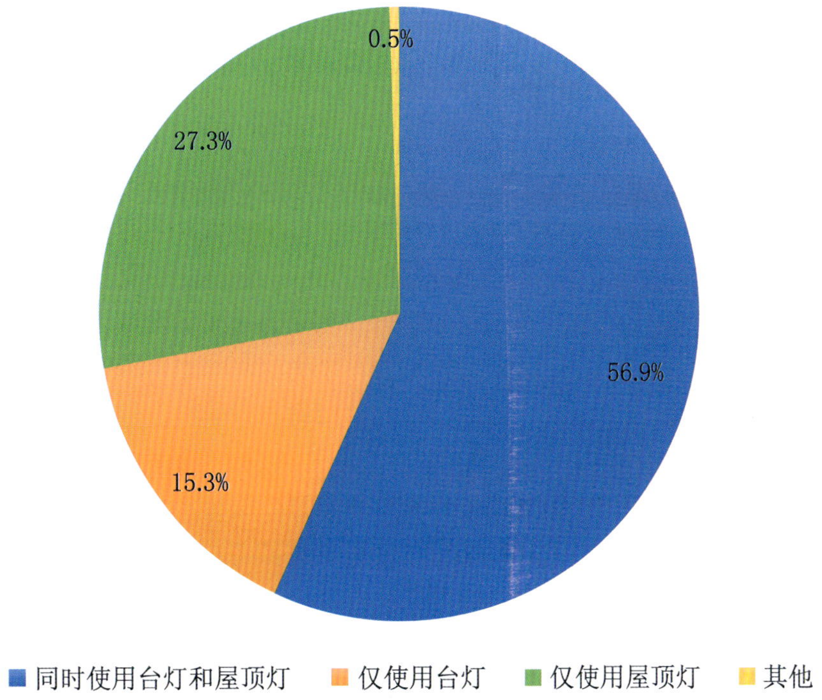

图 3-8-8　2020 年江苏省中小学生在家读书写字时灯光使用情况

(4) 户外活动和睡眠时间情况

① 白天户外活动时间

大中小学生过去一周每天白天户外活动时间小于 2 h 的占 63.4%，其中白天户外活动时间小于 2 h 的男生为 60.5%，女生为 66.6%。从不同地区来看，苏南、苏中和苏北地区学生每天白天户外活动时间小于 2 h 的分别占 63.1%、64.2%和 63.2%。从不同学段来看，小学生、初中生、高中生和大学生每天白天户外活动时间小于 2 h 的分别占 57.5%、61.0%、69.5% 和 72.1%。(表 3-8-1)

表 3-8-1 2020 年江苏省学生过去一周每天白天户外活动时间小于 2 h 的比例

单位：%

性别	学段	地区			总计
		苏南	苏中	苏北	
男	小学	54.8	53.4	55.2	54.6
	初中	59.4	56.9	56.7	57.8
	高中	65.2	69.5	65.8	66.5
	大学	63.3	75.3	76.5	71.3
	小计	60.0	61.3	60.4	60.5
女	小学	60.8	60.9	60.1	60.6
	初中	64.1	65.5	65.0	64.8
	高中	72.5	73.4	72.7	72.8
	大学	72.3	82.2	69.3	72.9
	小计	66.4	67.4	66.3	66.6
总计	小学	57.7	57.2	57.5	57.5
	初中	61.6	60.9	60.5	61.0
	高中	68.8	71.3	69.1	69.5
	大学	67.9	78.2	72.7	72.1
	小计	63.1	64.2	63.2	63.4

② 睡眠时间

大中小学生睡眠时长合格率(小学生≥10 h，初中生≥9 h，高中生≥8 h，大学生≥7 h)为 22.8%，其中男生为 25.0%，女生为 20.4%。从不同地区来看，苏南、苏中和苏北地区学生睡眠时长合格率分别为 23.8%、22.4%和 22.2%。从不同学段来看，小学生睡眠时长合格率为 25.2%，初中生为 13.1%，高中生为 17.3%，大学生为 76.4%。(表 3-8-2)

表 3-8-2　2020 年江苏省学生睡眠时长合格率　单位:%

性别	学段	地区			总计
		苏南	苏中	苏北	
男	小学	25.6	28.0	25.3	26.1
	初中	17.1	14.8	14.3	15.5
	高中	25.2	18.7	19.1	21.3
	大学	77.1	78.2	81.0	78.9
	小计	26.5	24.9	23.8	25.0
女	小学	23.6	27.5	22.6	24.2
	初中	11.6	8.4	10.5	10.4
	高中	13.9	9.8	14.0	13.0
	大学	74.6	78.8	70.8	73.8
	小计	20.9	19.6	20.4	20.4
总计	小学	24.7	27.8	24.1	25.2
	初中	14.5	11.8	12.5	13.1
	高中	19.7	14.6	16.6	17.3
	大学	75.9	78.5	75.7	76.4
	小计	23.8	22.4	22.2	22.8

(5) 学习时长及运动时间变化情况

① 完成作业时间

中小学生过去一周每天完成作业所用时间比例为:不到 1 h 的占 18.6%,1～2 h(不含 2 h)的占 33.4%,2～3 h(不含 3 h)的占 24.4%,3 h 及以上的占 20.8%,其中小学生耗时不到 1 h 的比例为 22.8%,初中生耗时不超过 2 h 的比例为 42.4%,高中生耗时超过 3 h 的比例为 27.2%。(图 3-8-9)

② 文化补习班及课外学习班参加情况

中小学生过去一周参加文化补习班的比例为 54.7%,其中文化补习班超过 3 h 的比例占 19.1%。从不同学段来看,小学生、初中生和高中生文化补习班超过 3 h 的比例分别为 23.2%、25.4%和 8.7%。从未参加过课外学习班的中小学生比例为 24.9%,其中男生(26.8%)高于女生(22.9%),县区(27.3%)高于城区(23.3%)。参加过课外学习班的中小学生比例为 75.1%,其中首次

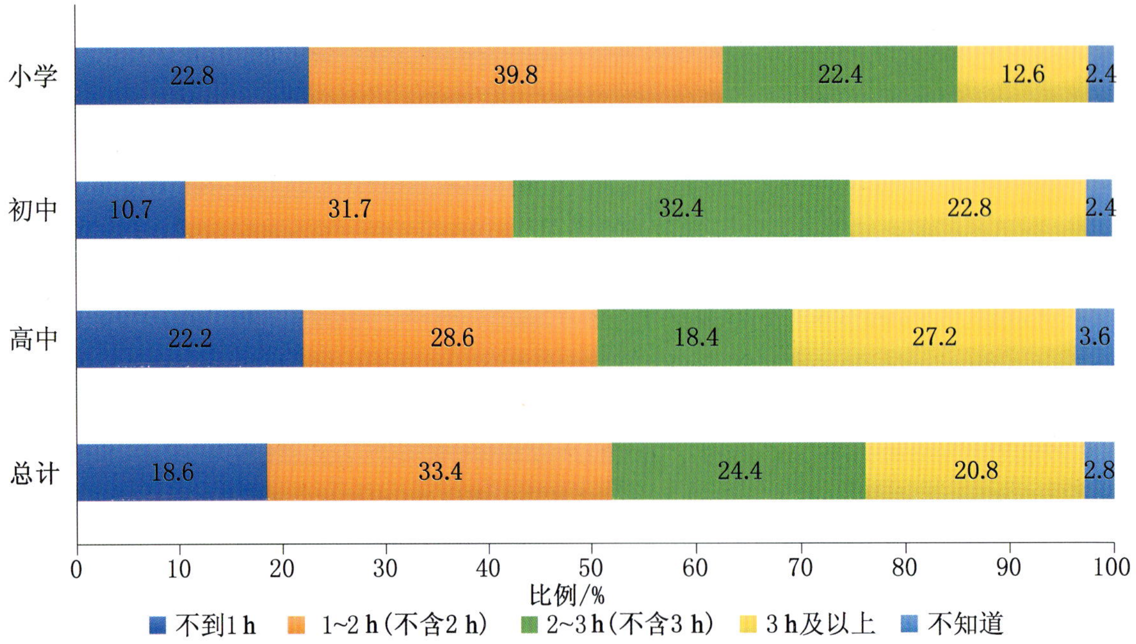

图 3-8-9 2020 年江苏省中小学生过去一周每天完成作业时间构成情况

参加课外学习班的年龄在 6 岁以前的比例为 11.2%，而参加的课外学习班以体美类最多，达 51.3%。（图 3-8-10、图 3-8-11、图 3-8-12）

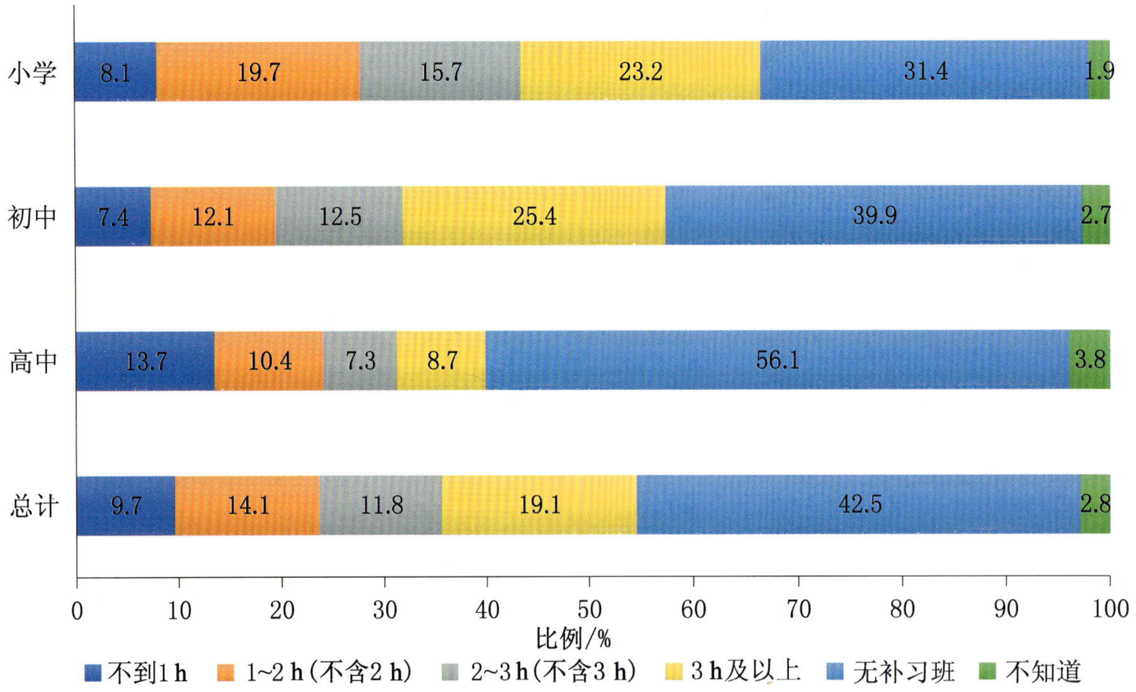

图 3-8-10 2020 年江苏省中小学生过去一周参加文化补习班时间构成情况

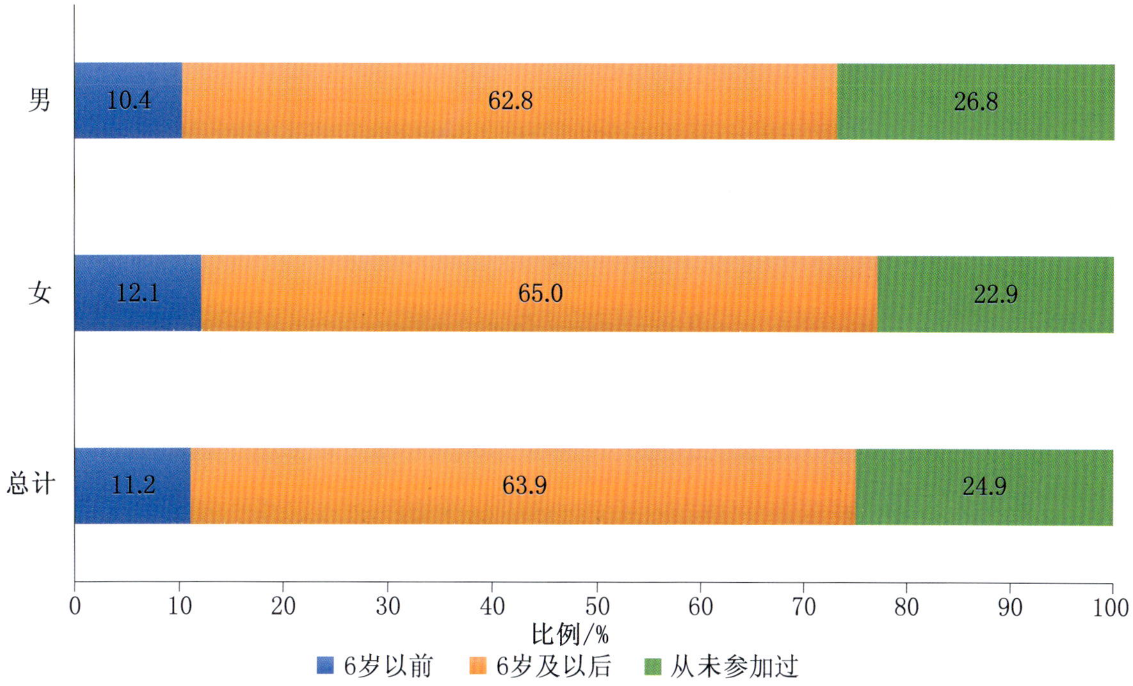

图 3-8-11　2020 年江苏省不同性别中小学生参加课外学习班年龄构成情况

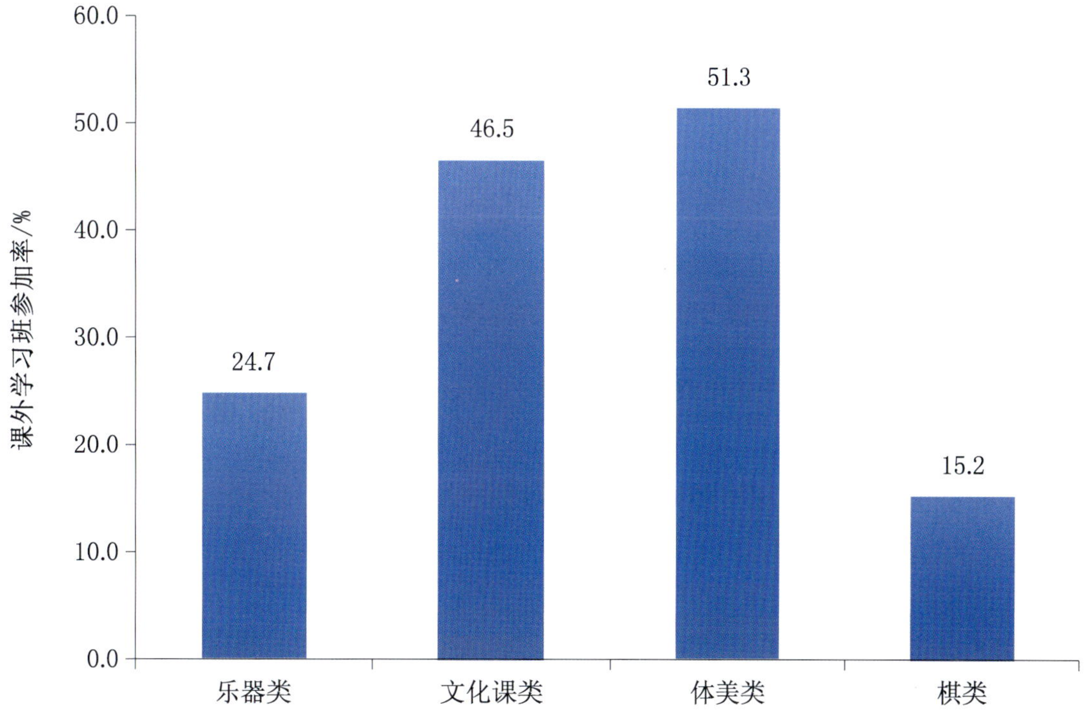

图 3-8-12　2020 年江苏省中小学生参加课外学习班情况

③ 运动时间变化情况

中小学生的运动时间没有因做作业或上补习班等而减少的比例为65.4%，其中高中生运动时间没有减少的占比最高，达66.4%。（图 3-8-13）

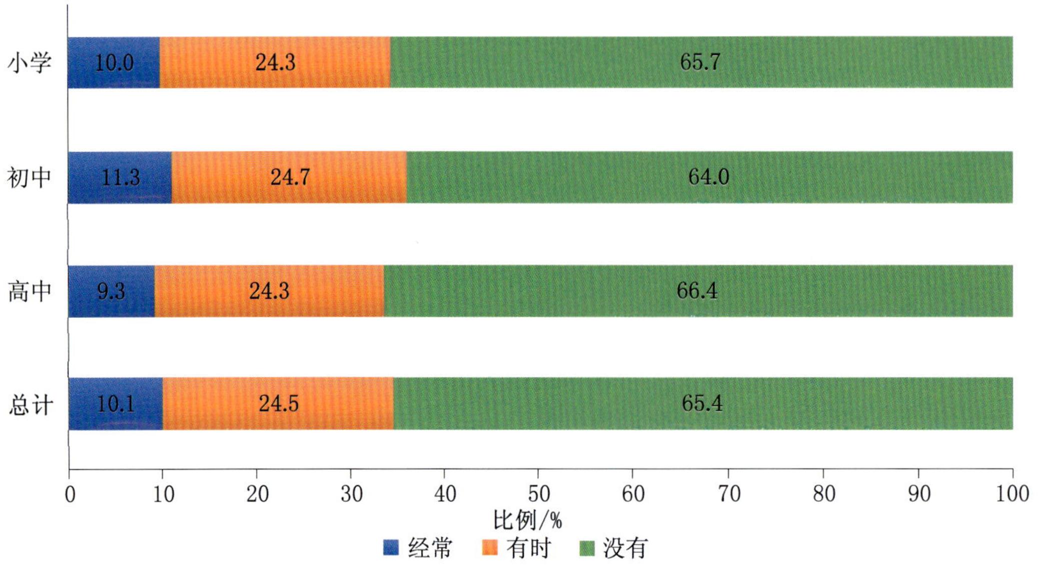

图 3-8-13　2020 年江苏省中小学生运动时间因做作业或上补习班等而减少情况

（6）电子屏幕使用情况

① 看电视时长情况

大中小学生过去一周每天看电视时长不到 1 h 的比例为 39.7%，其中小学生、初中生、高中生和大学生看电视时长不到 1 h 的比例分别为 49.6%、39.8%、32.4%和 28.9%。（图 3-8-14）

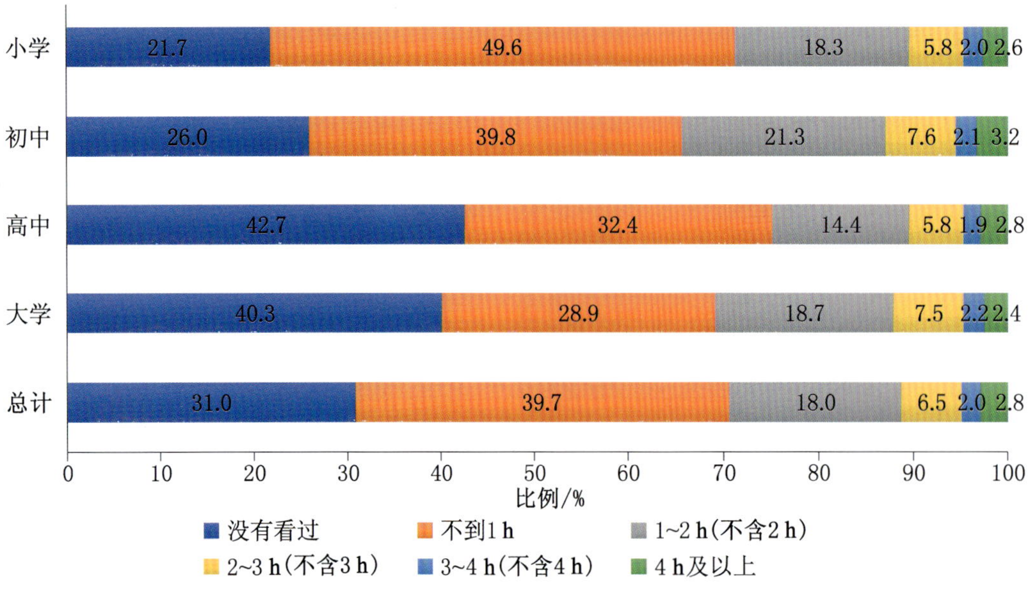

图 3-8-14　2020 年江苏省不同学段学生过去一周每天看电视时长情况

② 使用电脑时长情况

大中小学生过去一周每天使用电脑时长不到 1 h 的比例为 35.7%，其中小学生使用电脑时长不到 1 h 的比例为 34.4%，初中生为 36.1%，高中生为 37.9%，大学生为 30.1%。（图 3-8-15）

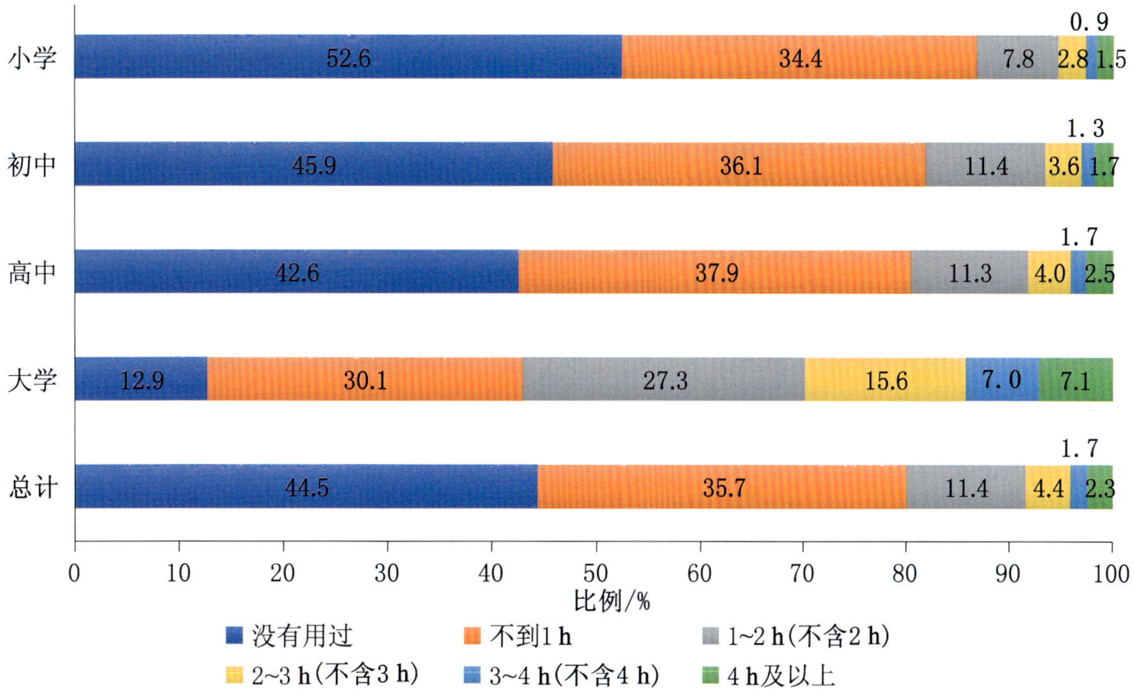

图 3-8-15　2020 年江苏省不同学段学生过去一周每天使用电脑时长情况

③ 移动电子设备使用情况

大中小学生过去一周移动电子设备使用率为 64.7%，其中男生为 63.6%，女生为 65.9%。从不同学段来看，小学生移动电子设备使用率为 56.2%，初中生为 66.5%，高中生为65.8%，大学生为 87.8%。从不同性别和学段来看，大学女生移动电子设备使用率最高，为 90.5%，小学女生移动电子设备使用率最低，为 55.6%。大中小学生过去一周平均每天使用移动电子设备的时间为 2.2 h。（图 3-8-16）

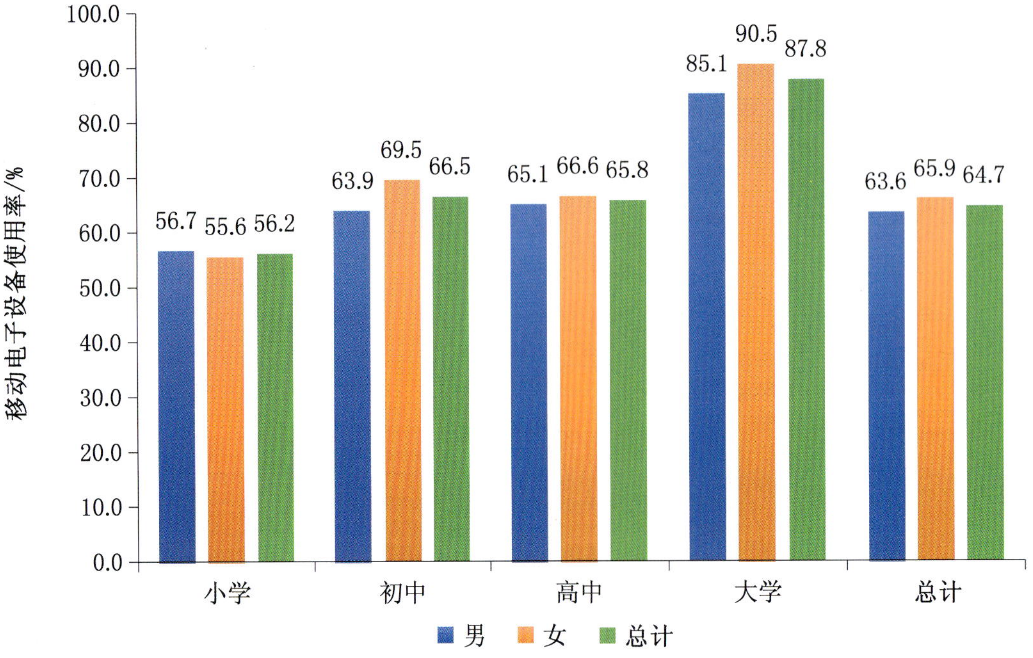

图 3-8-16 2020 年江苏省不同学段学生过去一周移动电子设备使用率

④ 限制屏幕使用情况

中小学生家长限制屏幕使用率为 68.1%，其中男生为 67.4%，女生为 69.0%；总体每天限制时长均值为 56.4 min，其中男生和女生分别为 64.6 min 和 47.6 min。（图 3-8-17、图 3-8-18）

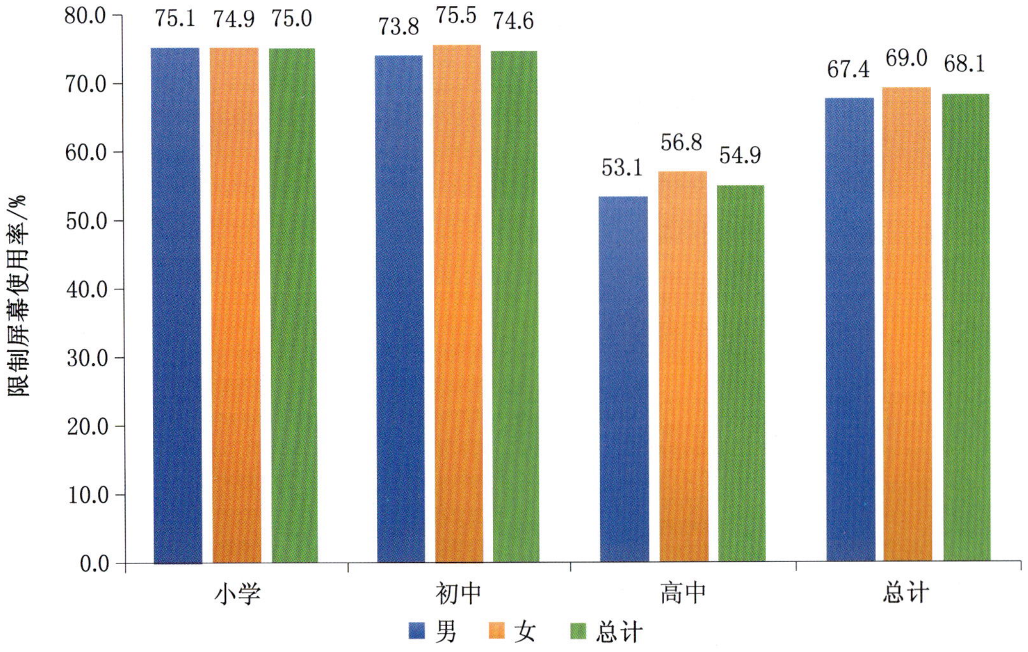

图 3-8-17 2020 年江苏省中小学生家长限制屏幕使用率

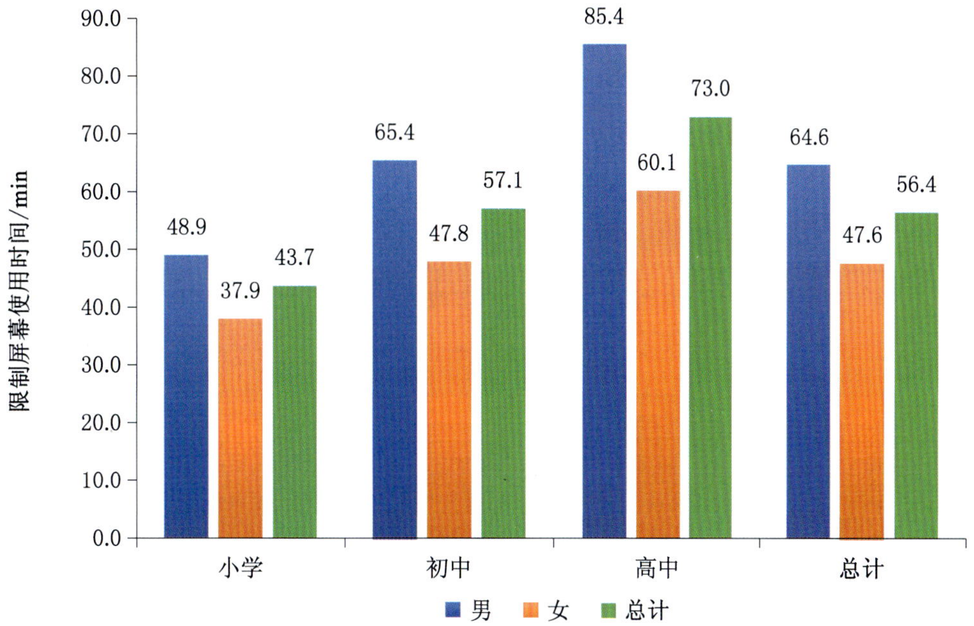

图 3-8-18　2020 年江苏省中小学生家长每天限制屏幕使用时间

(四) 视力检查及矫治情况

(1) 父母近视情况

中小学生的父亲或母亲中至少有一人近视的比例为 45.2%，父母都近视的比例为 12.6%。(图 3-8-19)

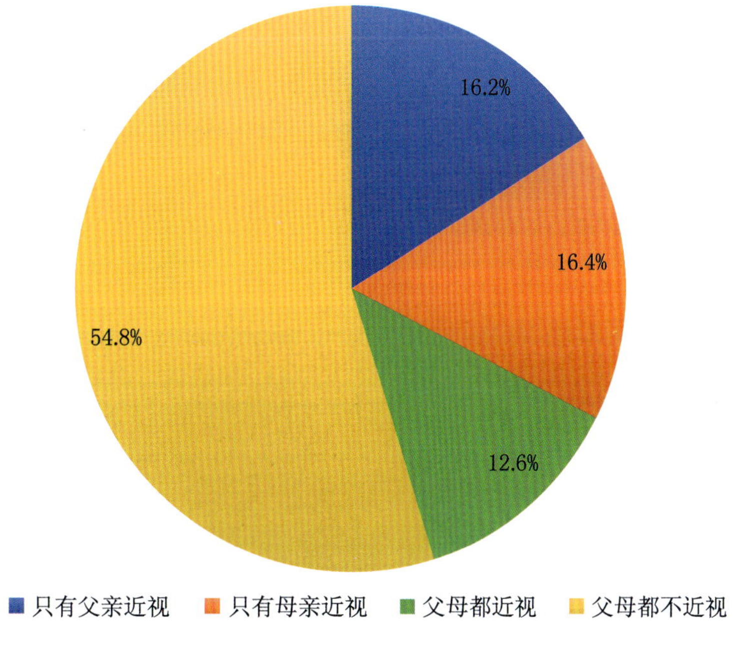

图 3-8-19　2020 年江苏省中小学生父母近视构成情况

（2）视力检查频次

中小学生过去一年视力检查频次大于或等于2次的比例为65.4%，其中男生为64.5%，女生为66.6%。从不同学段来看，小学生过去一年视力检查频次大于或等于2次的比例最高，为70.9%。（图3-8-20）

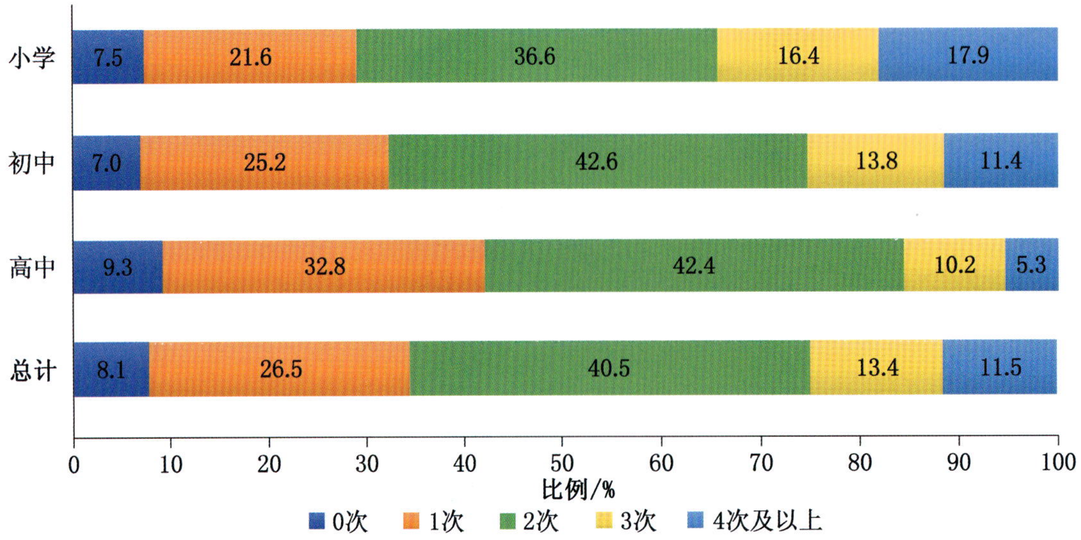

图3-8-20 2020年江苏省中小学生视力检查频次构成情况

（3）视力不良检出率

大中小学生视力不良检出率为68.7%，其中男生和女生分别为65.4%和72.3%。从不同地区来看，苏南、苏中和苏北地区学生视力不良检出率分别为71.3%、67.9%和66.6%。从不同学段来看，小学生、初中生、高中生和大学生视力不良检出率分别为46.7%、73.4%、82.5%和83.1%。在视力不良检出学生中，91.7%的学生曾接受过相关医学检查，其中近视学生所占比例最高，达83.7%，远视学生占5.0%，弱视学生占3.4%，斜视学生占3.1%。（表3-8-3、图3-8-21）

表3-8-3 2020年江苏省学生视力不良检出率 单位：%

性别	学段	地区			总计
		苏南	苏中	苏北	
男	小学	44.6	45.4	39.9	43.0
	初中	73.6	65.3	66.4	68.9
	高中	82.9	80.7	78.4	80.6
	大学	77.9	79.5	84.9	80.9
	小计	67.7	65.4	63.1	65.4

表 3-8-3(续)

性别	学段	地区			总计
		苏南	苏中	苏北	
女	小学	53.9	51.5	47.1	50.7
	初中	82.2	73.5	77.9	78.6
	高中	87.4	85.6	81.0	84.6
	大学	81.3	87.5	87.9	85.3
	小计	75.2	70.7	70.4	72.3
总计	小学	49.0	48.4	43.3	46.7
	初中	77.7	69.1	71.8	73.4
	高中	85.1	82.9	79.6	82.5
	大学	79.6	82.9	86.5	83.1
	小计	71.3	67.9	66.6	68.7

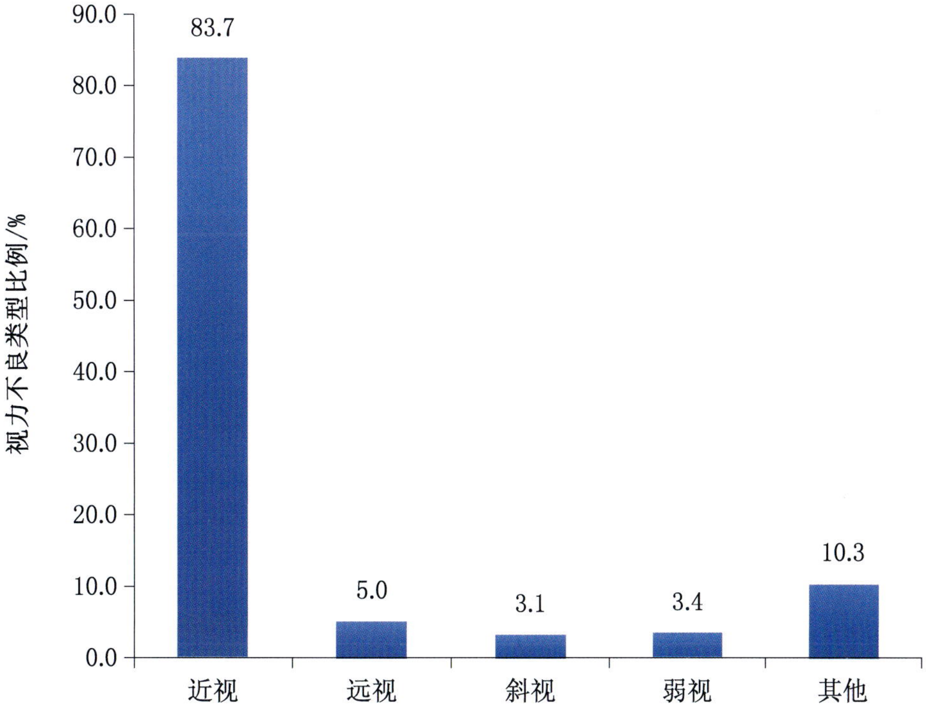

图 3-8-21　2020 年江苏省学生视力不良类型比例

(4) 视力矫正率

大中小学视力不良学生的视力矫正率为65.8%，其中男生为61.8%，女生为69.7%。从不同地区来看，苏南、苏中和苏北地区学生视力矫正率分别为68.9%、65.8%和62.5%。从不同学段来看，小学生视力矫正率为49.8%，初中生为65.7%，高中生为74.5%，大学生为66.9%。在矫正方法的选择上，选择框架眼镜的学生占比最高，达59.8%，选择眼部手术、药物治疗、角膜塑形镜和隐形眼镜的比例分别为1.8%、7.1%、3.1%和3.1%，另有34.3%的学生未采取视力矫正。(表3-8-4、图3-8-22)

表3-8-4 2020年江苏省学生视力矫正率 单位：%

性别	学段	地区			总计
		苏南	苏中	苏北	
男	小学	50.3	54.5	40.9	47.9
	初中	65.0	54.6	59.0	60.4
	高中	72.4	68.6	68.4	70.0
	大学	59.7	68.0	63.1	63.1
	小计	64.3	61.3	59.4	61.8
女	小学	54.8	55.2	45.5	51.7
	初中	75.2	70.9	66.8	71.1
	高中	83.1	79.1	74.8	79.1
	大学	71.6	75.0	67.7	70.6
	小计	73.4	70.4	65.5	69.7
总计	小学	52.6	54.9	43.2	49.8
	初中	70.1	62.7	62.9	65.7
	高中	77.8	73.5	71.5	74.5
	大学	65.9	71.1	65.6	66.9
	小计	68.9	65.8	62.5	65.8

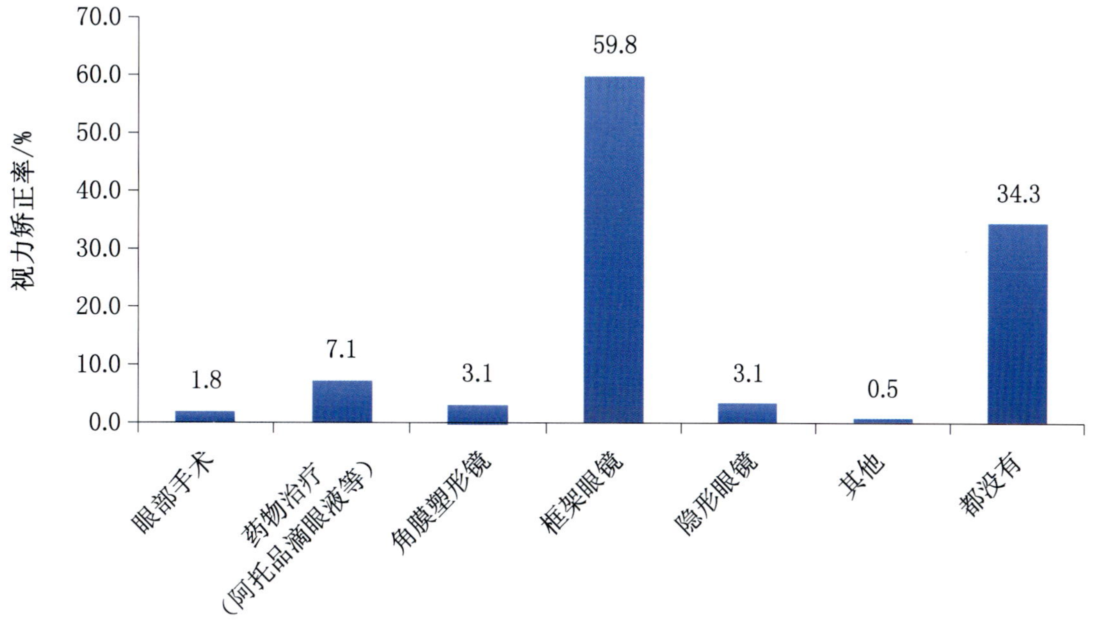

图 3-8-22　2020 年江苏省视力不良学生视力矫正情况

（五）小结

中小学生座位调换比例为 88.7%，课桌椅调试比例为 37.9%，每天做 2 次眼保健操的比例为 56.3%，课间在户外休息的比例为 16.5%。

中小学生读写姿势正确率为 27.3%，家长和老师提醒中小学生注意读写姿势的比例分别为 83.4%和 77.2%。

中小学生在阳光直射下看书或电子屏幕的比例为 34.0%，天黑关灯后看电子屏幕的比例为 38.3%，躺着或趴着看书或电子屏幕的比例为 47.5%，走路或乘车时看书或电子屏幕的比例为 33.9%。中小学生近距离用眼后，眼睛休息不到 0.5 h 的比例为 40.5%，用电脑时眼睛与电脑显示屏的距离从未超过 66 cm 的比例为 11.6%，看电视或在电视上玩游戏时眼睛与电视显示屏的距离从未超过 3 m 的比例为 10.6%，天黑后在家读书写字时会同时使用台灯和屋顶灯的比例为 56.9%。

大中小学生过去一周每天白天户外活动时间小于 2 h 的占 63.4%。大中小学生睡眠时长合格率（小学生≥10 h，初中生≥9 h，高中生≥8 h，大学生≥7 h）为 22.8%。

小学生过去一周每天完成作业耗时不到 1 h 的比例为 22.8%，初中生耗时不超过 2 h 的比例为 42.4%，高中生耗时超过 3 h 的比例为 27.2%。中小学生过去一周参加文化补习班的比例为 54.7%，参加过课外学习班的比例为 75.1%，其中以体美类最多，达 51.3%。中小学生的运动时间未因做作业或上补习班等而减少的比例为 65.4%。

大中小学生过去一周每天看电视时长不到 1 h 的比例为 39.7%，每天使用电脑时长不到 1 h 的比例为 35.7%，移动电子设备使用率为 64.7%。中小学生家长限制屏幕使用率为 68.1%，总体每天限制时长均值为 56.4 min。

中小学生的父亲或母亲中至少有一人近视的比例为 45.2%。中小学生过去一年视力检查频次大于或等于 2 次的比例为 65.4%。大中小学生视力不良检出率为 68.7%。在视力不良检出学生中，91.7%的学生曾接受过相关医学检查，其中近视学生所占比例最高，达 83.7%。大中小学视力不良学生的视力矫正率为 65.8%。

九、COVID-19 等传染病知信行情况

（1）相关症状和行为

大中小学生中最近两周内出现过发热、咳嗽、咽痛、腹泻、呕吐、皮疹、结膜红肿症状的学生占比分别为 3.9%、18.4%、6.7%、15.0%、2.4%、2.0%、1.2%，没有出现过以上新冠肺炎或流感等常见传染病症状的学生占 67.8%。当学生出现以上相关症状时，50.1%的学生每次都会坚持上课，47.2%的学生每次都会告诉家长，23.4%的学生每次都会告诉老师，24.0%的学生每次都会去医院就诊。按照以往习惯，能做到每次生病都会告诉老师的学生占52.4%。本学期在生病的学生中，19.4%的学生在生病或病未完全好时仍去上课，生病学生中平均带病（不包括外伤）上课 1.3 d。学生因病复课时，学校每次都需要学生出示复课证明的占 63.6%。（图 3-9-1、图 3-9-2、图 3-9-3、图 3-9-4）

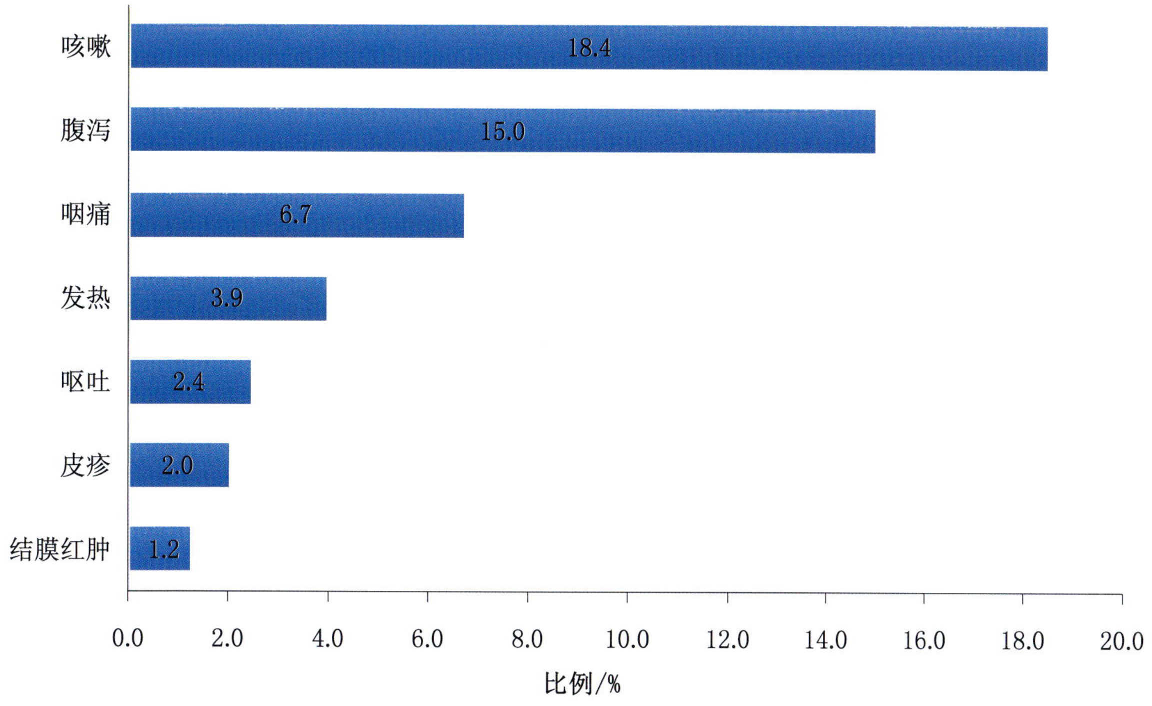

图 3-9-1　2020 年江苏省学生最近两周内身体出现不适症状情况

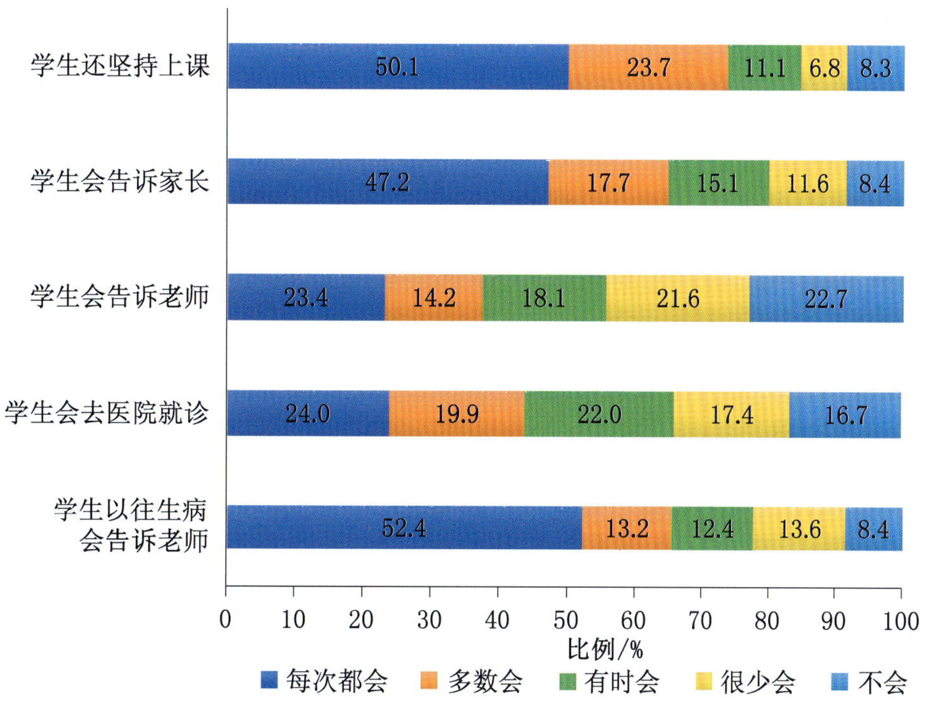

图 3-9-2　2020 年江苏省学生出现不适症状处理情况

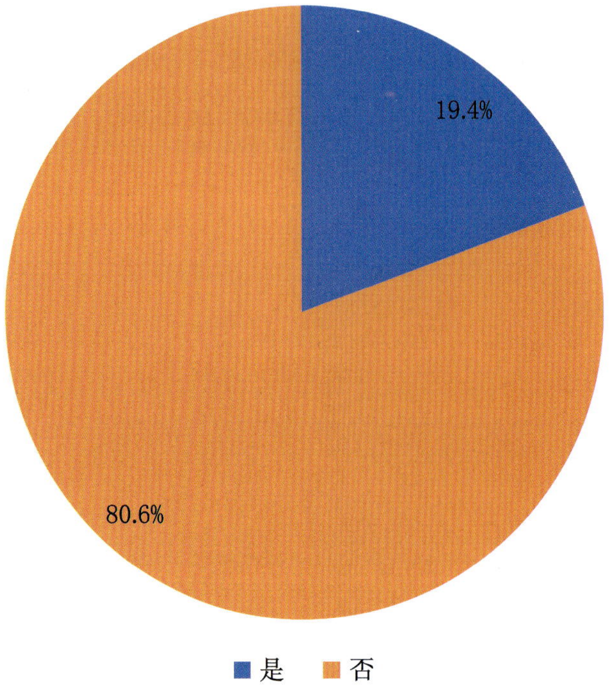

图 3-9-3 2020 年江苏省生病学生带病上课情况

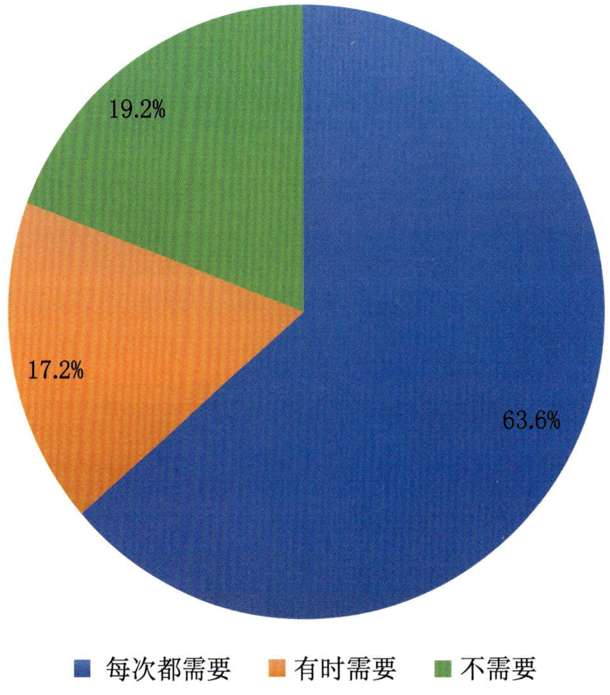

图 3-9-4 2020 年江苏省学校查验因病复课证明情况

（2）对新冠肺炎认知和态度

疫情防控期间，74.6％的学生所在的学校开展线上教学，平均开展2.1个月。更愿意到学校学习的学生占31.0％，线上和到校学习都可以的学生占49.5％。学校网上教学中，专门有老师讲述新冠肺炎防控知识和技能的占58.9％。（图3-9-5、图3-9-6、图3-9-7）

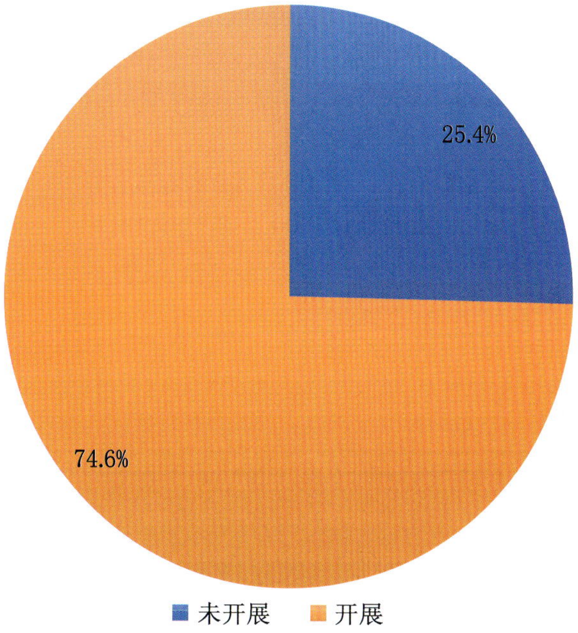

图3-9-5 2020年江苏省疫情期间学校线上教学开展情况

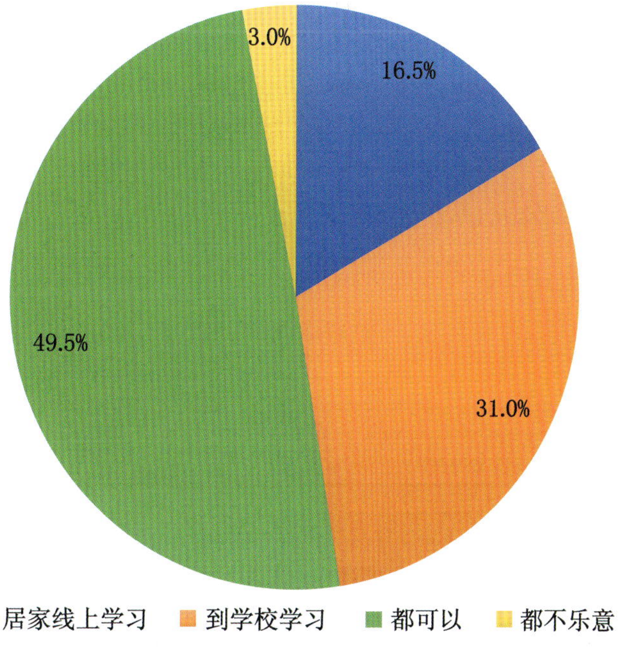

图3-9-6 2020年江苏省疫情期间学生学习方式选择情况

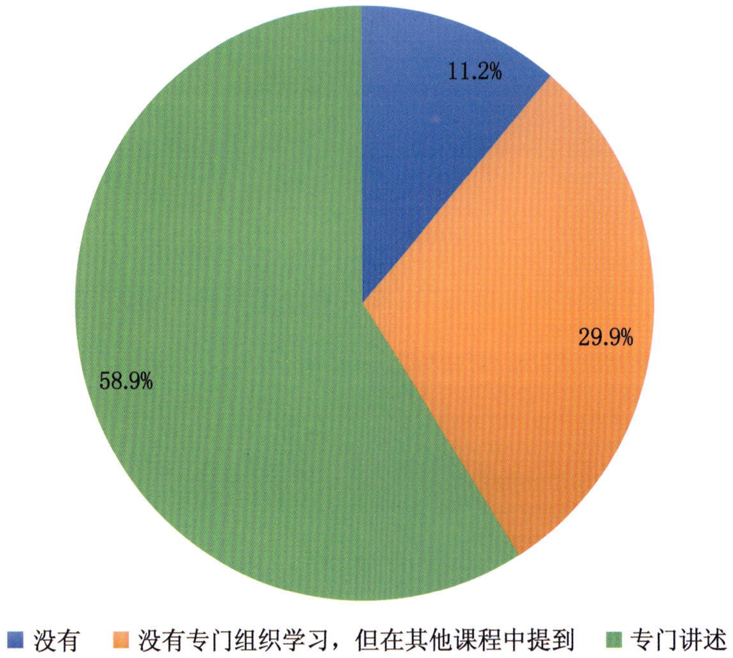

图 3-9-7　2020 年江苏省学校有关新冠肺炎防控知识和技能线上授课情况

大中小学生中，79.4%的学生知道新冠肺炎的病因是病毒感染，选择新冠肺炎主要传播途径是呼吸道飞沫传播、密切接触传播、消化道传播和气溶胶传播的学生比例分别为 85.5%、74.1%、33.3%和 30.9%。（图 3-9-8、图 3-9-9）

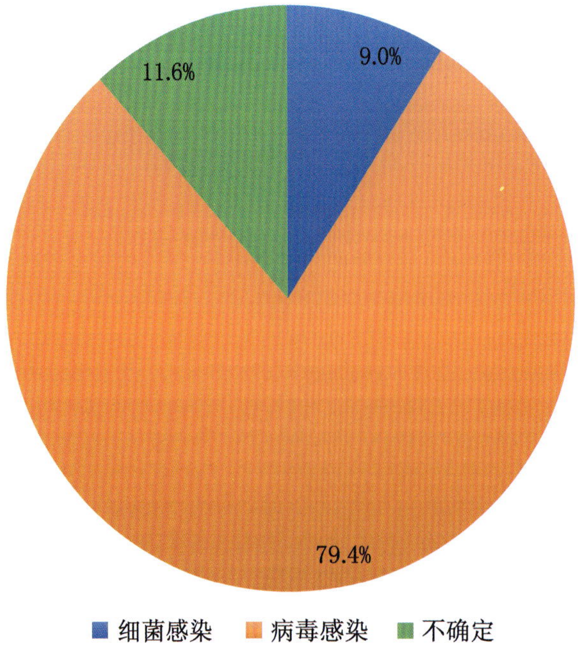

图 3-9-8　2020 年江苏省学生新冠肺炎病因知晓情况

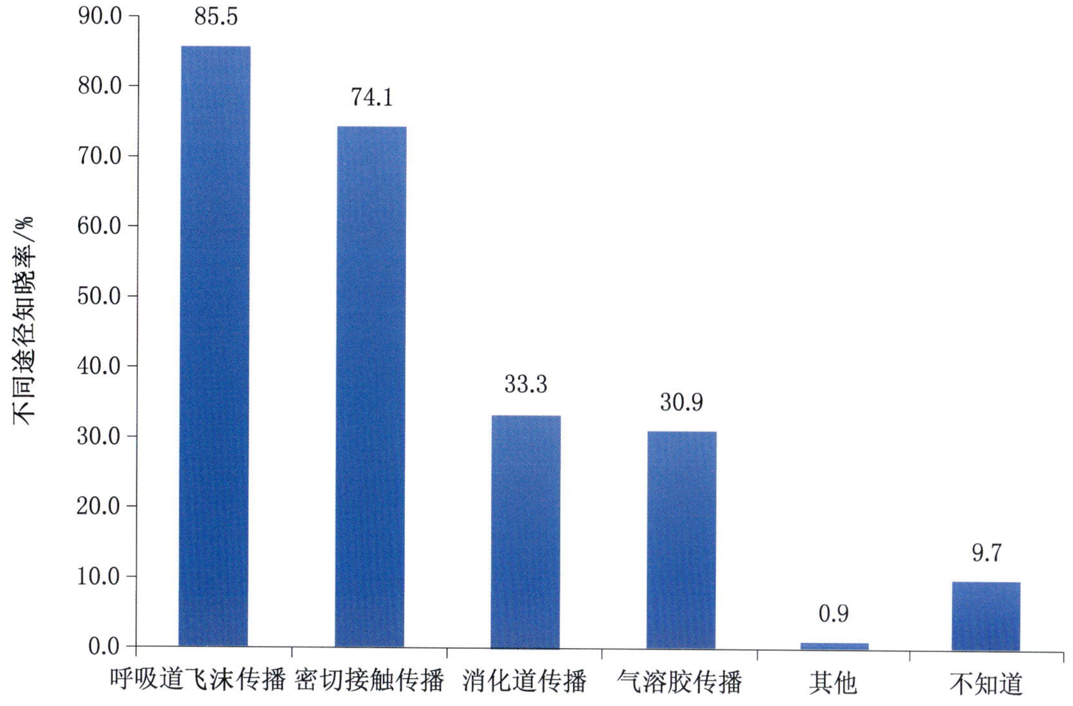

图 3-9-9　2020 年江苏省学生新冠肺炎传播途径知晓情况

疫情防控期间，87.2%的学生能够做到尽量不去商场、饭店等人群密集地方，96.9%的学生去人群密集地方能够佩戴口罩，88.9%的学生能根据情况正确选择口罩类型，95.4%的学生能判断口罩的内外侧，97.2%的学生能判断口罩的上下侧。（图 3-9-10）

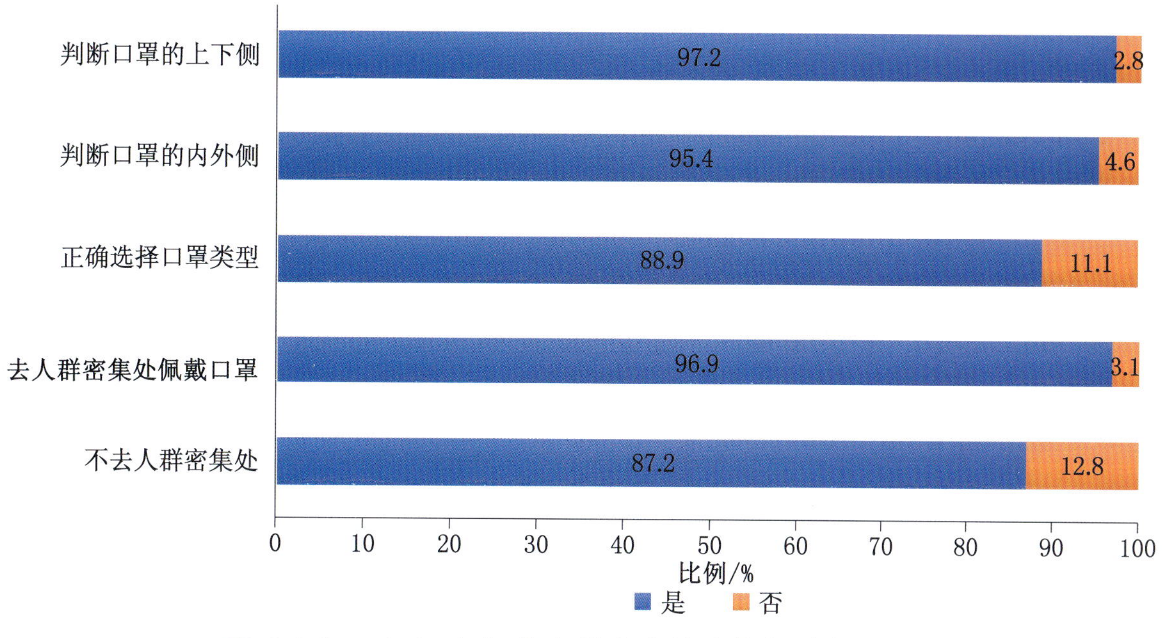

图 3-9-10　2020 年江苏省学生疫情防控相关行为情况

74.1%的学生每次饭前便后都会洗手；69.3%的学生每次外出回家(或宿舍)后都会洗手；80.4%的学生每次触摸宠物后都会洗手。67.9%的学生佩戴口罩前后都洗手。66.6%的学生吐痰时会吐在纸巾或手帕上。68.0%的学生在咳嗽、打喷嚏时会用纸巾、手帕或衣袖遮挡。58.5%的学生用流动水和肥皂(或洗手液)洗手。63.7%的学生知道并按照7步洗手法洗手。92.6%的学生认为洗手有助于预防新冠肺炎。(图3-9-11、图3-9-12、图3-9-13、图3-9-14、图3-9-15、图3-9-16、图3-9-17)

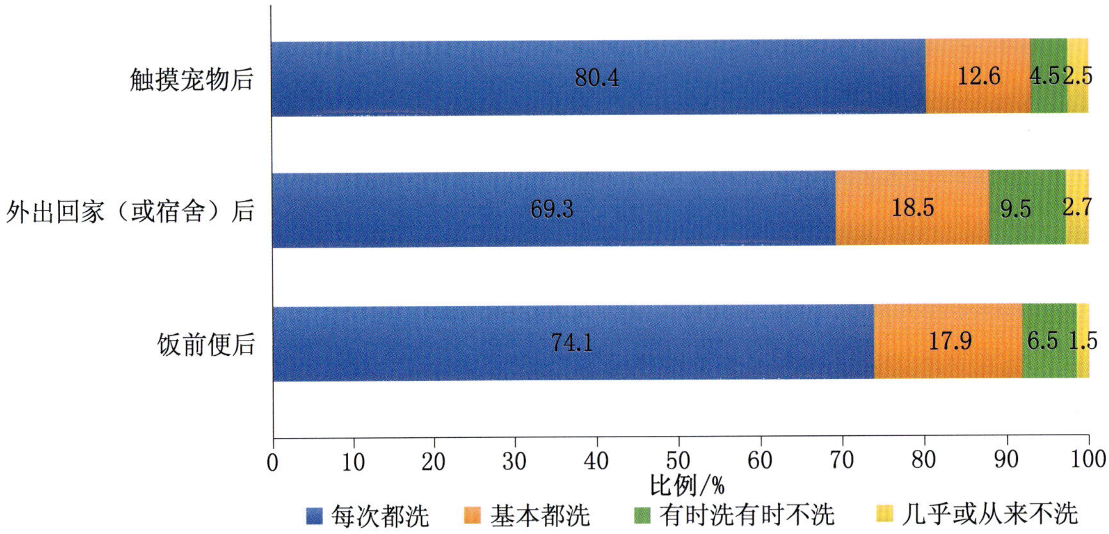

图3-9-11 2020年江苏省学生洗手频次构成情况

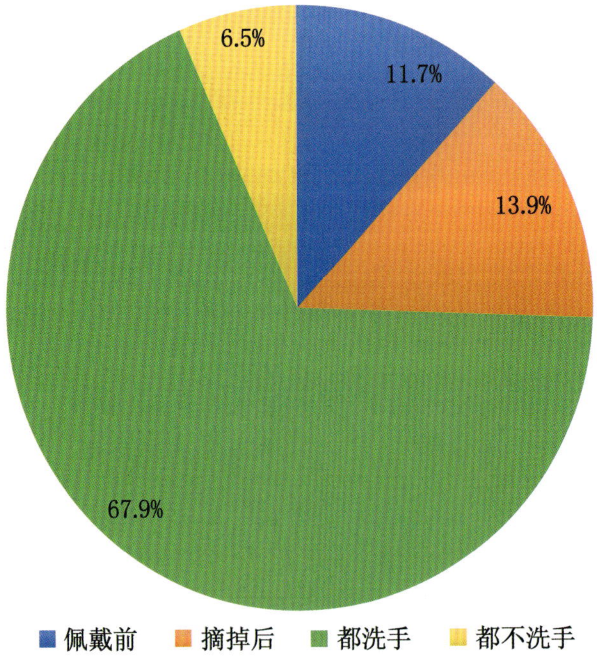

图3-9-12 2020年江苏省学生佩戴口罩前后洗手情况

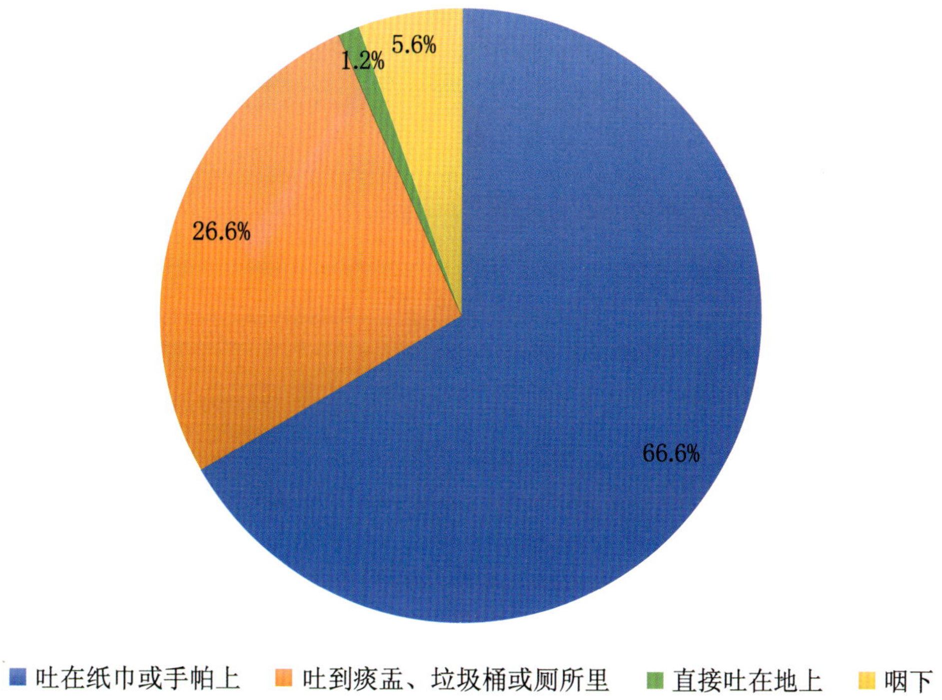

图 3-9-13　2020 年江苏省学生吐痰行为情况

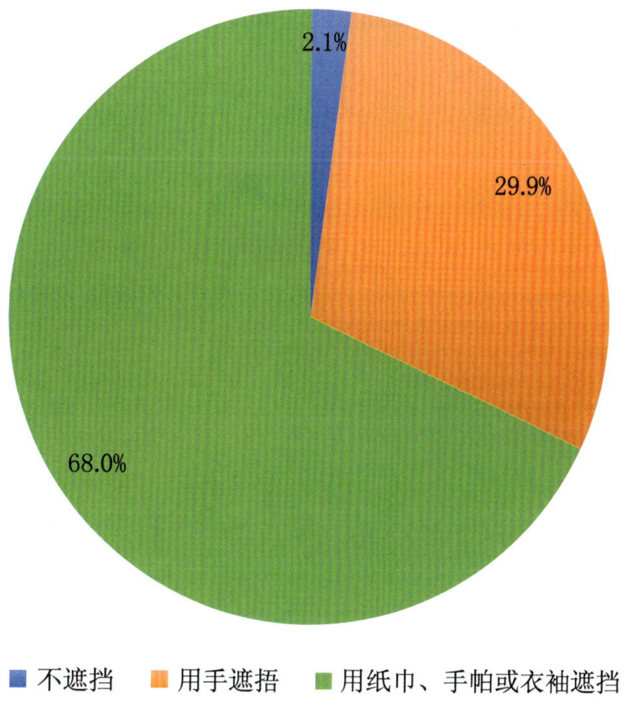

图 3-9-14　2020 年江苏省学生咳嗽打喷嚏行为情况

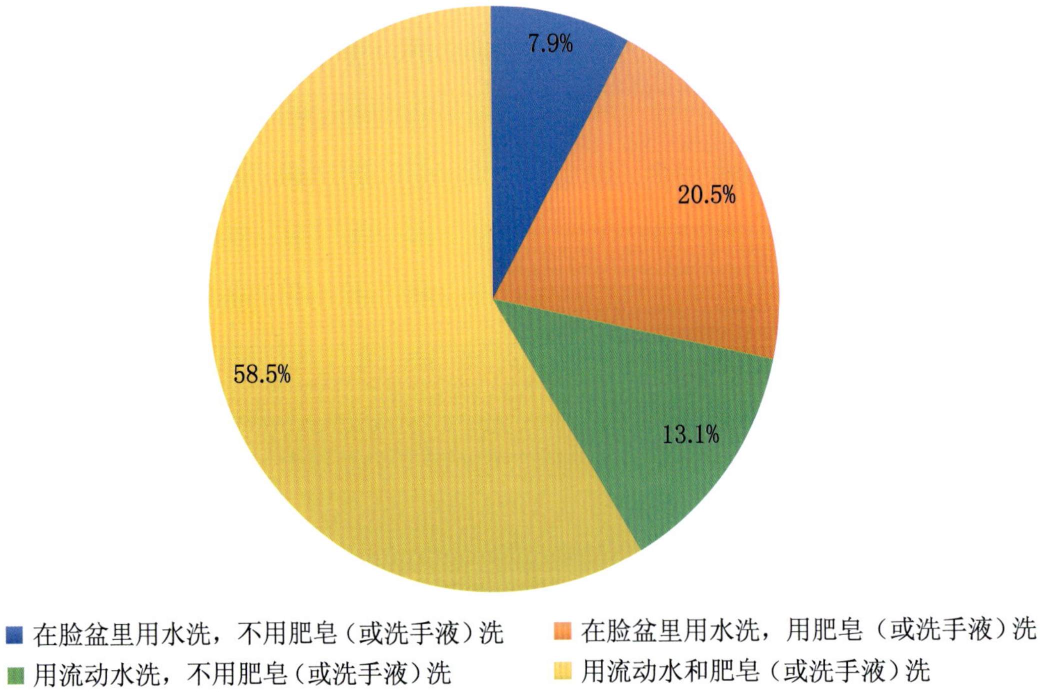

图 3-9-15　2020 年江苏省学生洗手方式构成情况

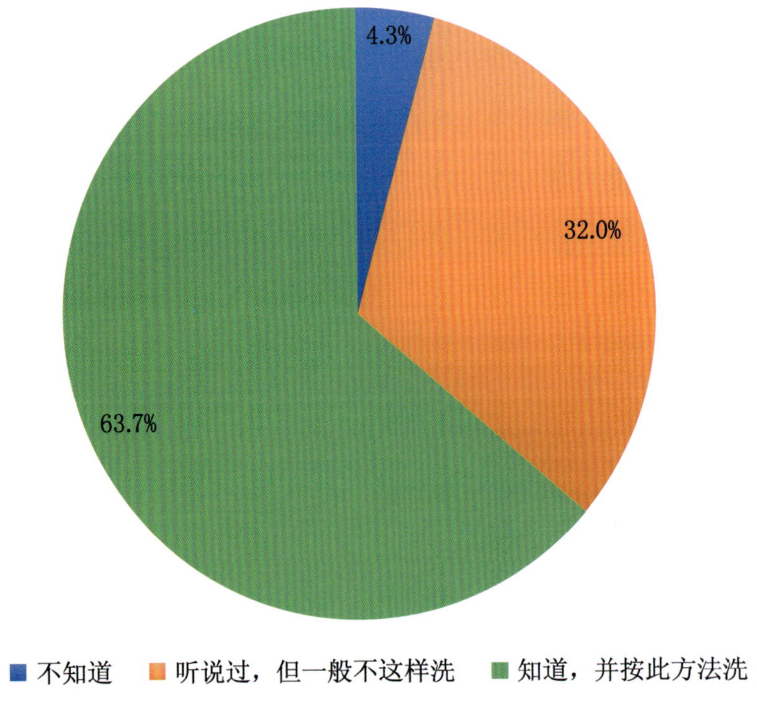

图 3-9-16　2020 年江苏省学生 7 步洗手法知晓情况

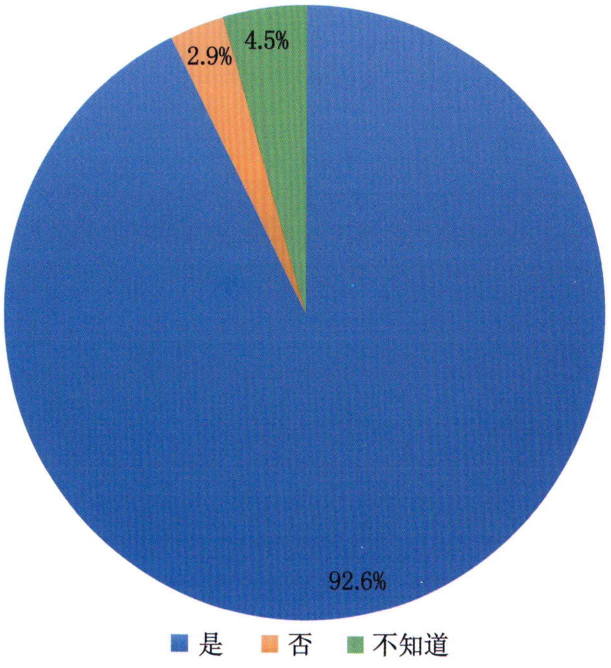

图 3-9-17　2020 年江苏省学生关于洗手预防新冠肺炎知晓情况

关于预防新型冠状病毒有效方法的分析中，学生知道锻炼身体、戴口罩、勤洗手、不到人群密集地方和开窗通风是有效预防新型冠状病毒方法的比例分别为 89.8%、88.8%、88.8%、87.8%和 85.9%，有 29.5%的学生认为服用板蓝根、感冒冲剂等药物为预防新型冠状病毒的有效方法。(图 3-9-18)

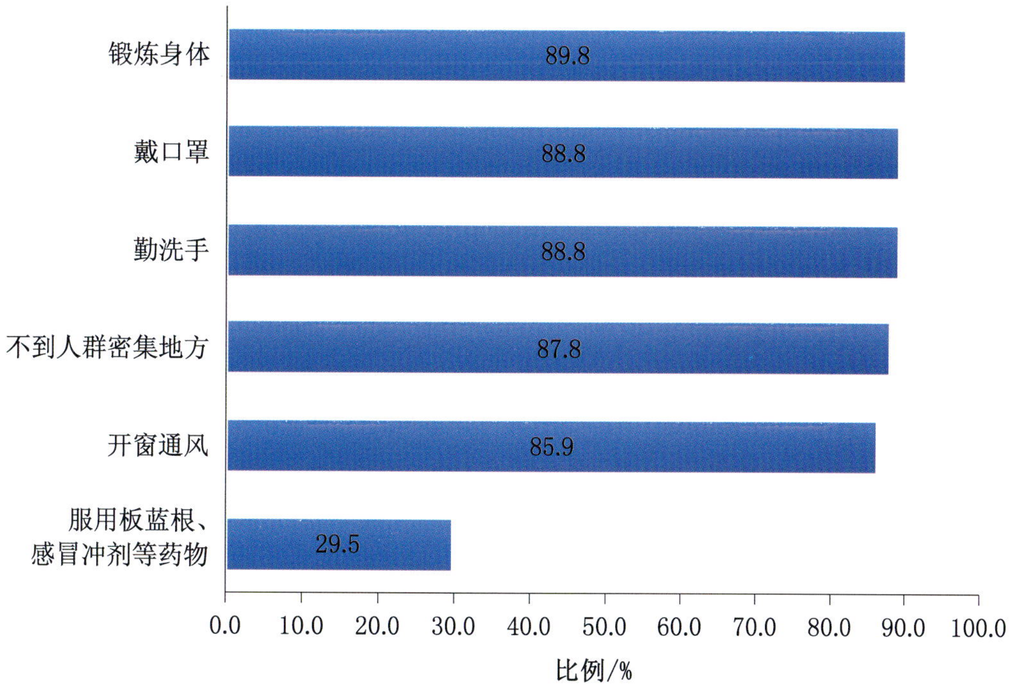

图 3-9-18　2020 年江苏省学生关于预防新型冠状病毒有效方法知晓情况

在流感相关知识和态度调查中，89.5%的学生知道洗手有助于预防流行性感冒。（图 3-9-19）

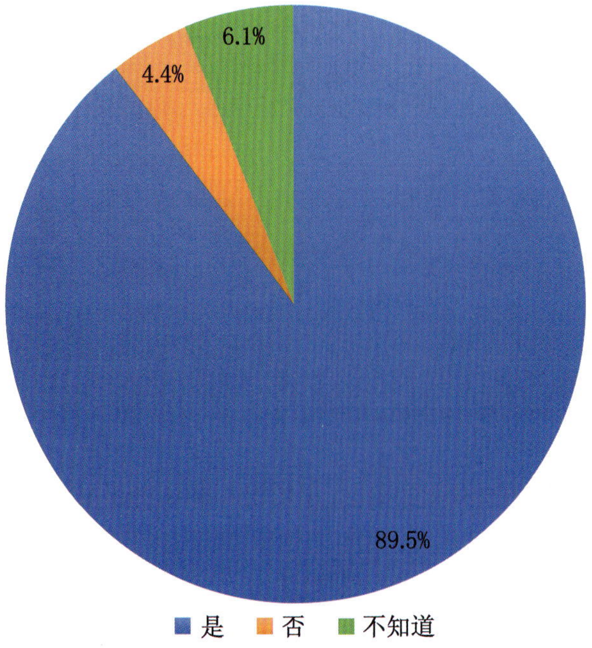

图 3-9-19　2020 年江苏省学生关于洗手预防流行性感冒知晓情况

去年冬天接种过流感疫苗的学生占 31.0%，未接种疫苗排名前三的原因包括：不知道有流感疫苗，觉得身体好、没有必要注射和觉得会对身体产生不良影响，占比分别为 46.4%、30.1%和 13.7%。（图 3-9-20）

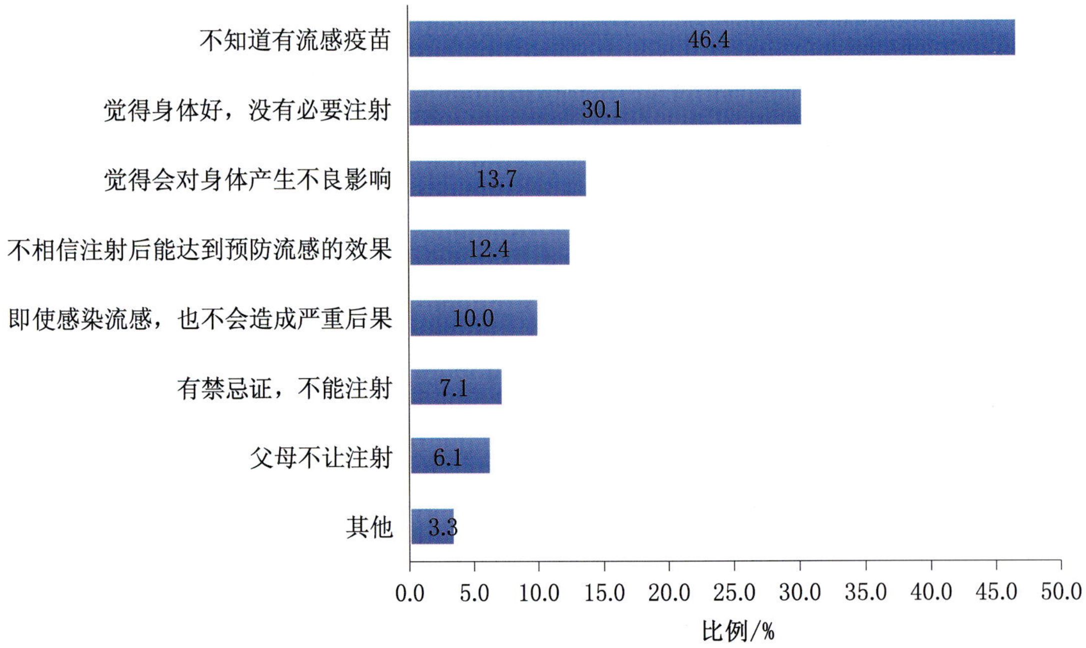

图 3-9-20　2020 年江苏省学生去年冬天未接种流感疫苗原因选择情况

在结核、乙肝、艾滋病、狂犬病等学生常见传染病知识和态度调查中，75.6%的学生从来不与他人共用毛巾，84.6%的学生知道共用毛巾容易传染疾病，90.1%的学生知道呼吸道传染病主要通过空气飞沫传播，83.4%的学生知道肠道传染病主要通过不洁饮食、饮水传播。（图 3-9-21、图 3-9-22）

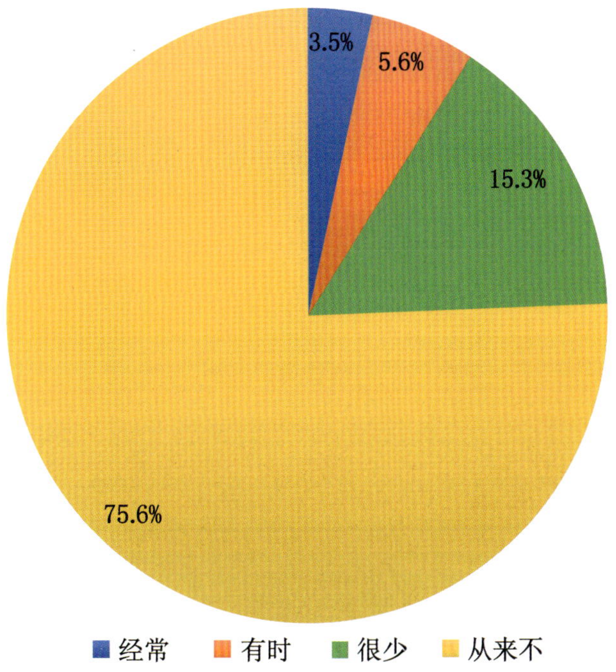

图 3-9-21　2020 年江苏省学生共用毛巾情况

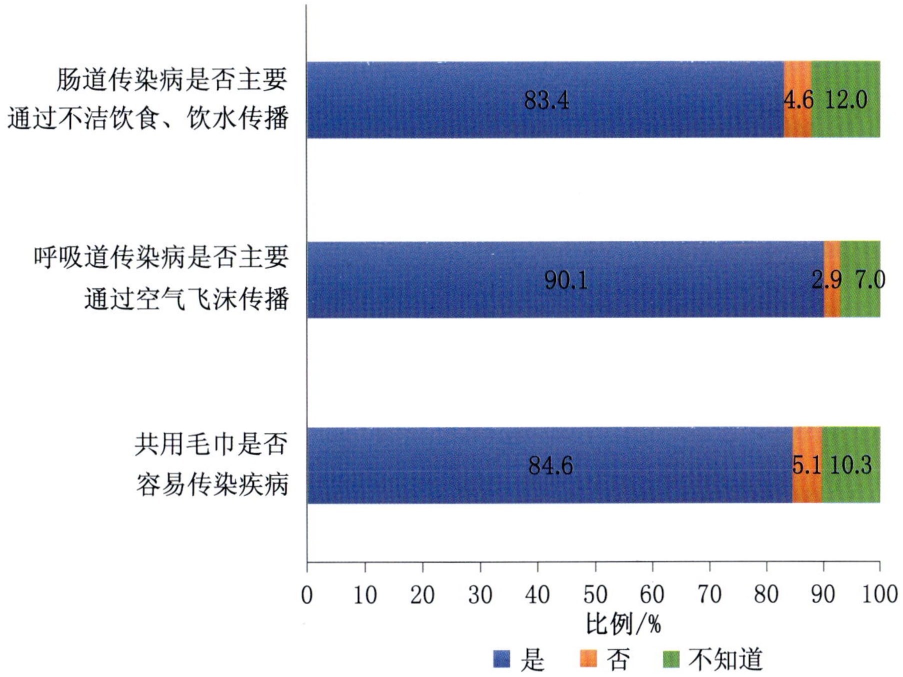

图 3-9-22　2020 年江苏省学生传染病传播途径知晓情况

仅 15.1%的学生知道人体腋下体温高于 37.3 ℃属于发热；44.2%的学生知道出现咳嗽、咳痰 2 周以上，或痰中带血丝的症状可怀疑患上肺结核；60.9%的学生知道疫苗主要能够预防传染病；50.7%的学生知道被狗咬伤或抓伤后，第一步应该用肥皂和流动水清洗伤口。（图 3-9-23）

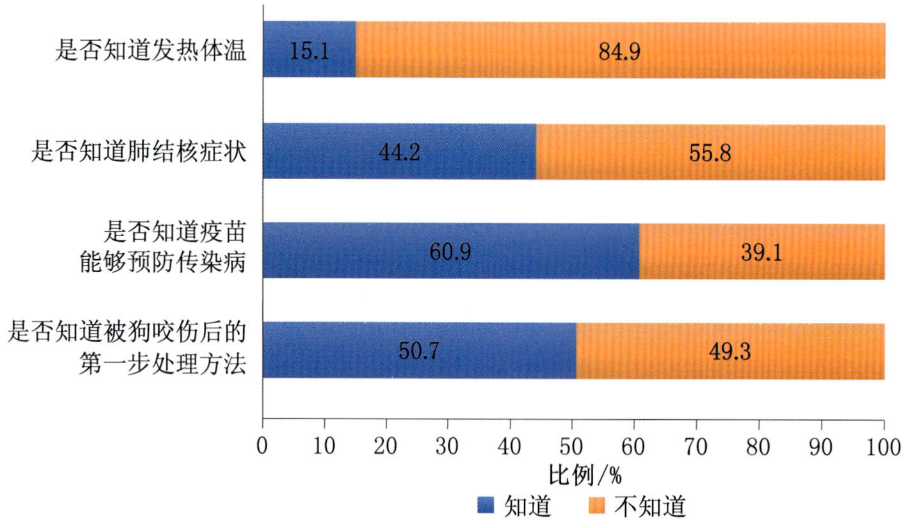

图 3-9-23 2020 年江苏省学生传染病相关知识知晓情况

选择输入带有乙肝病毒的血液、与乙肝病毒感染者发生性行为和感染乙肝病毒的孕妇分娩传递给新生儿是乙肝传播途径的学生比例分别为 53.8%、47.0%和 45.4%。（图 3-9-24）

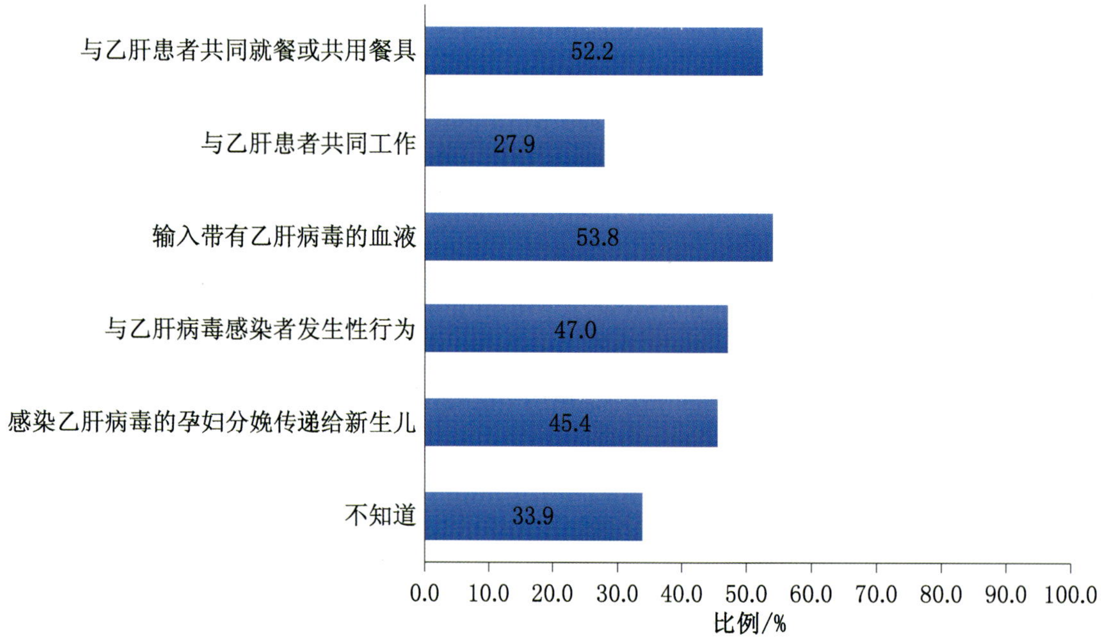

图 3-9-24 2020 年江苏省学生关于乙肝传播途径选择情况

选择输入带有艾滋病病毒的血液、与艾滋病病毒感染者共用注射器、感染艾滋病病毒的孕妇分娩传递给新生儿和与感染艾滋病病毒的人发生性行为是艾滋病传播途径的学生比例分别为69.2%、66.6%、63.1%和64.7%。(图3-9-25)

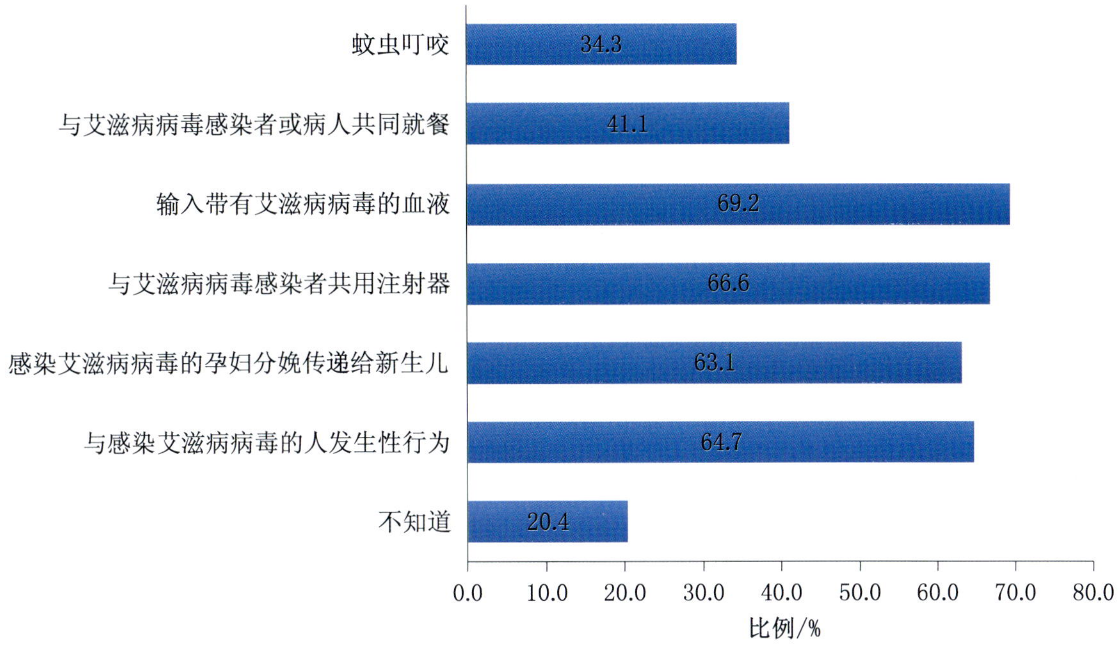

图3-9-25　2020年江苏省学生关于艾滋病传播途径选择情况

40.6%的学生每次都会因为就餐卫生条件不好而不去就餐。57.4%的学生在吃涮羊(牛)肉时,会使用公用筷子(夹子)夹生肉。(图3-9-26、图3-9-27)

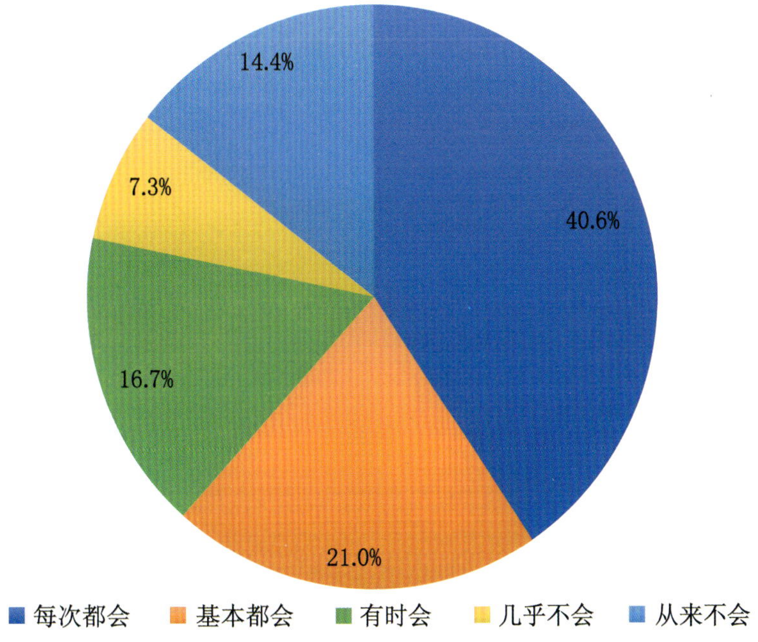

图3-9-26　2020年江苏省学生因就餐卫生条件不好而不去就餐的构成情况

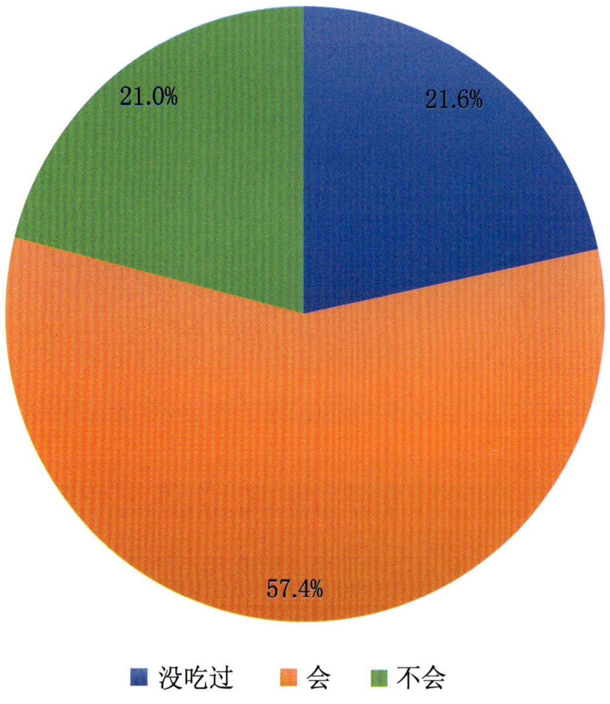

图 3-9-27　2020 年江苏省学生吃涮羊(牛)肉时使用公用筷子(夹子)的构成情况

传染病相关知识获得途径调查中,学生获得传染病知识的前五位途径是:课堂、讲座(77.5%),浏览网页、手机微信、App 等(72.8%),老师讲授(64.4%),家长讲授(61.3%),广播、电视、电影(53.8%)。学生喜欢的获得传染病防控知识的前五位途径是:专题讲座、课题教学(71.6%),看电视节目(61.0%),浏览网页、手机微信、App 等(57.3%),看多媒体录像(45.5%),听广播节目(43.9%)。(图 3-9-28、图 3-9-29)

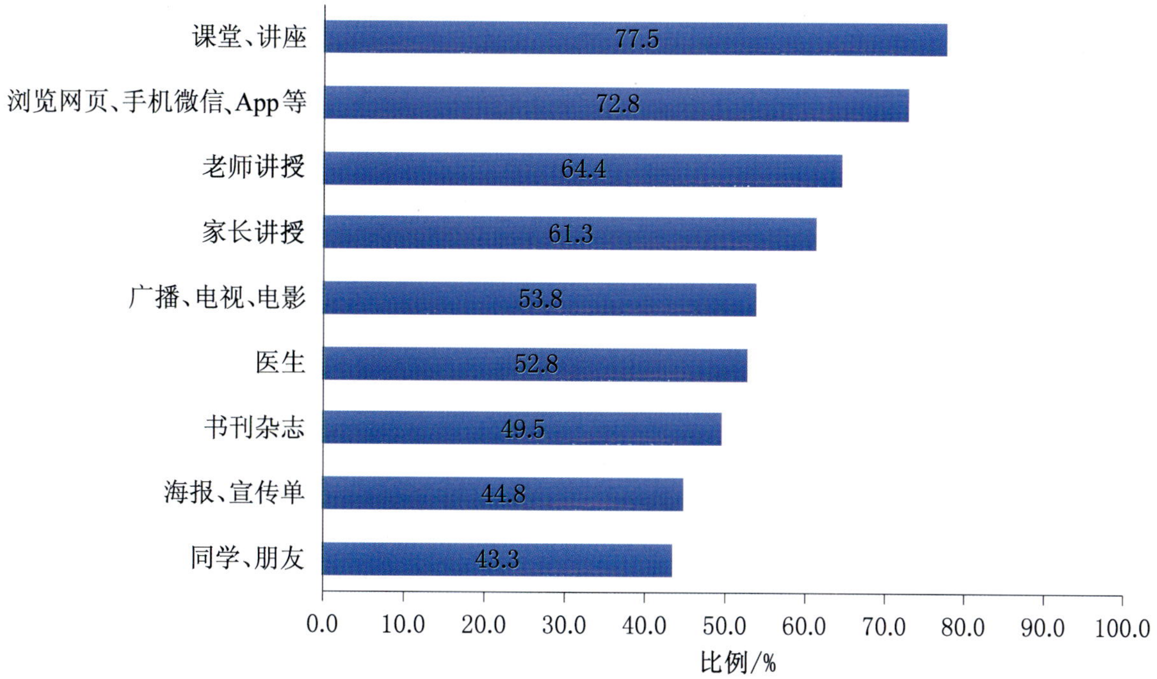

图 3-9-28 2020 年江苏省学生获得传染病知识途径情况

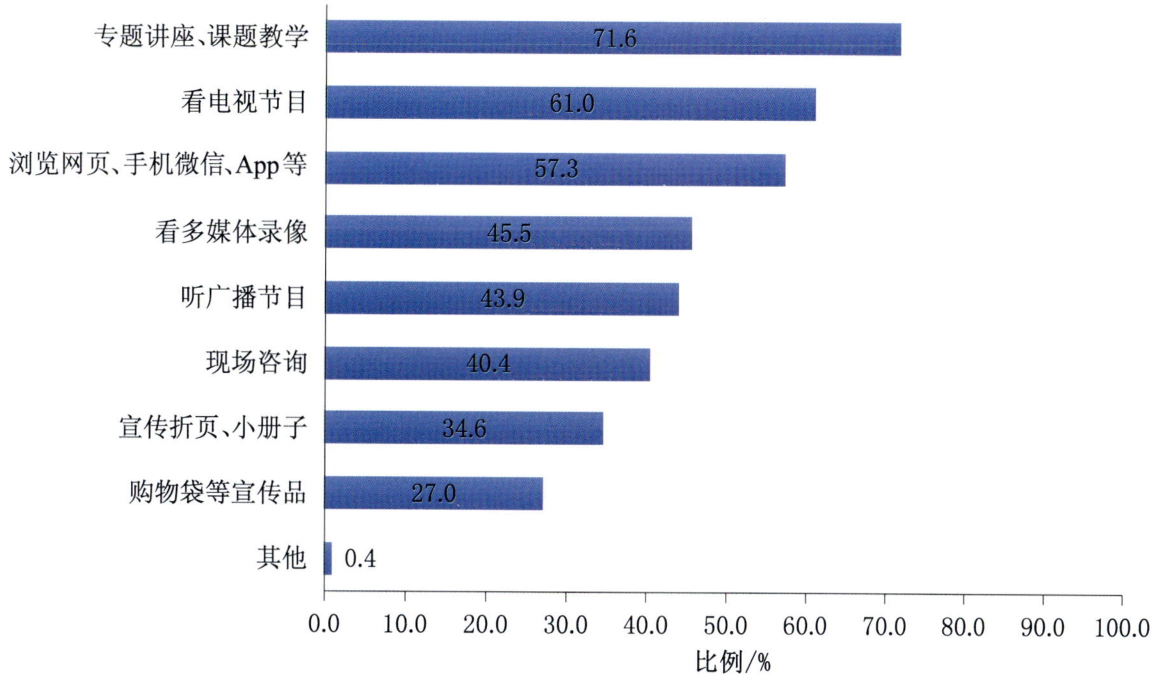

图 3-9-29 2020 年江苏省学生喜欢的获得传染病防控知识途径情况

有 93.7%的大中小学生直接受到新冠肺炎疫情影响，其中苏南地区学生比例为94.4%，苏中地区为 95.0%，苏北地区为 92.2%。从不同学段来看，小学生、初中生、高中生和大学生直接受到新冠肺炎疫情影响的比例分别为 92.7%、93.5%、94.7%和 95.1%。(图 3-9-30)

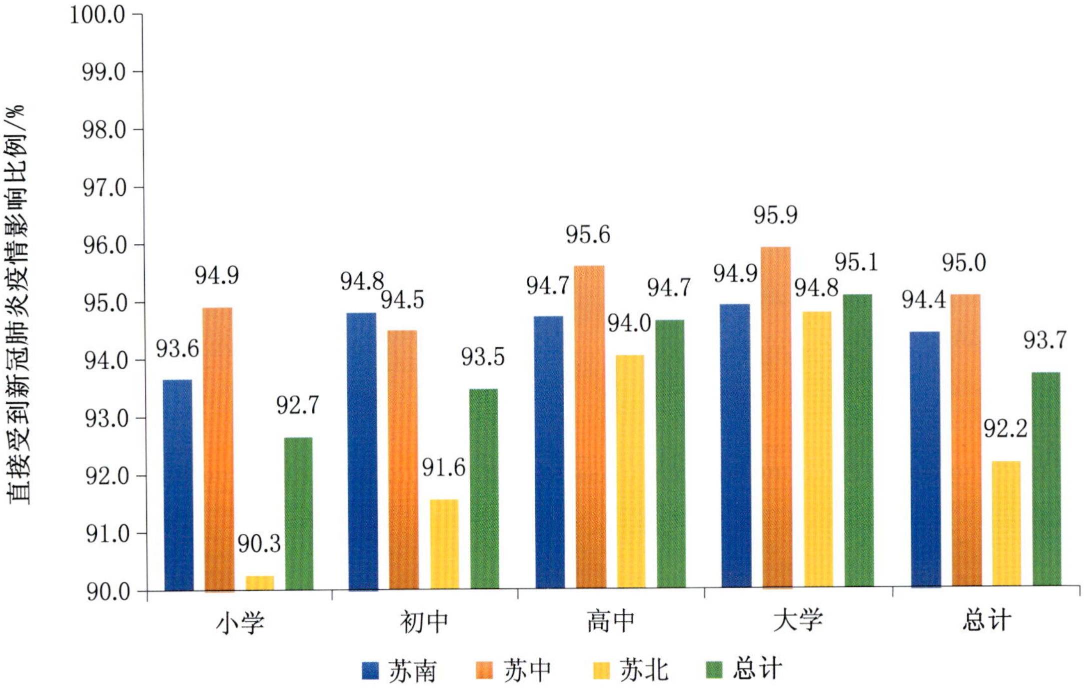

图 3-9-30 2020 年江苏省直接受到新冠肺炎疫情影响的学生比例情况

第四章　重点常见病监测

一、近视情况

（一）相关指标定义

（1）近视率

根据《儿童青少年近视筛查规范》，近视判定标准为裸眼视力＜5.0 且非睫状肌麻痹下电脑验光等效球镜度数＜－0.5*D*（*D* 为屈光度单位），凡单眼判定为近视者即计入近视人数。同时，将确认为佩戴角膜塑形镜的受检者也计入近视人数。因此，近视率计算公式如下：近视率＝（根据标准判定为近视的人数＋角膜塑形镜佩戴者人数）/调查人数×100％。

（2）近视程度

对于判定为近视的样本，根据其等效球镜度数绝对值更高的那只眼睛来区分近视程度，其中等效球镜度数绝对值≤3.0*D* 为轻度，3.0*D*～6.0*D*（不含 3.0*D*）为中度，＞6.0*D* 为重度。佩戴角膜塑形镜的学生不进行轻、中、重度分析。

（二）近视率

幼儿园及中小学学生中近视检出率为 60.3％，其中女生近视检出率为 62.5％，高于男生（58.3％）。按城乡分析，城区学生近视检出率为 63.7％，高于郊县（56.1％）。按不同地区分析，苏南、苏中和苏北地区学生近视检出率分别为 60.7％、62.7％和 58.5％。（表 4-1-1）

表 4-1-1　2020 年江苏省幼儿园及中小学学生近视检出率　　单位：%

性别	城乡	地区			总计
		苏南	苏中	苏北	
男	城区	61.3	64.4	59.4	61.3
	郊县	55.5	57.5	52.1	54.6
	小计	58.7	61.4	56.1	58.3
女	城区	66.1	67.7	65.4	66.2
	郊县	58.6	59.4	55.9	57.7
	小计	62.9	64.2	61.2	62.5
总计	城区	63.6	66.0	62.2	63.7
	郊县	56.9	58.4	53.8	56.1
	小计	60.7	62.7	58.5	60.3

从幼儿园到高中，学生的近视检出率随学段升高逐渐升高，幼儿、小学生、初中生和高中生分别为 13.9%、42.4%、82.4%和 89.4%。不同学段中男生近视检出率均低于女生，幼儿园男生和女生近视检出率差距最小，分别为 13.6%和 14.2%，初中男生和女生差距最大，分别为 79.0%和 86.1%。（图 4-1-1）

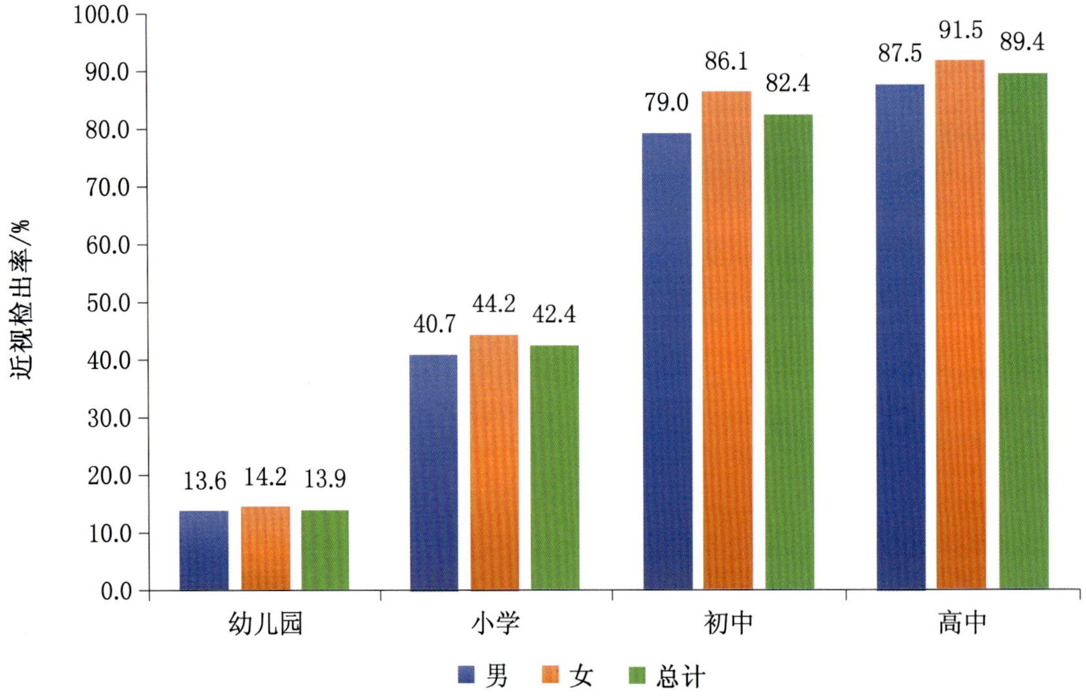

图 4-1-1　2020 年江苏省不同学段学生近视检出率

按近视程度分析，轻度近视学生占比48.7%，中度近视占比39.9%，重度近视占比11.4%。按不同学段分析，幼儿中重度近视占比5.6%，小学生中重度近视占比26.4%，初中生中重度近视占比56.7%，高中生中重度近视占比72.1%。（图4-1-2）

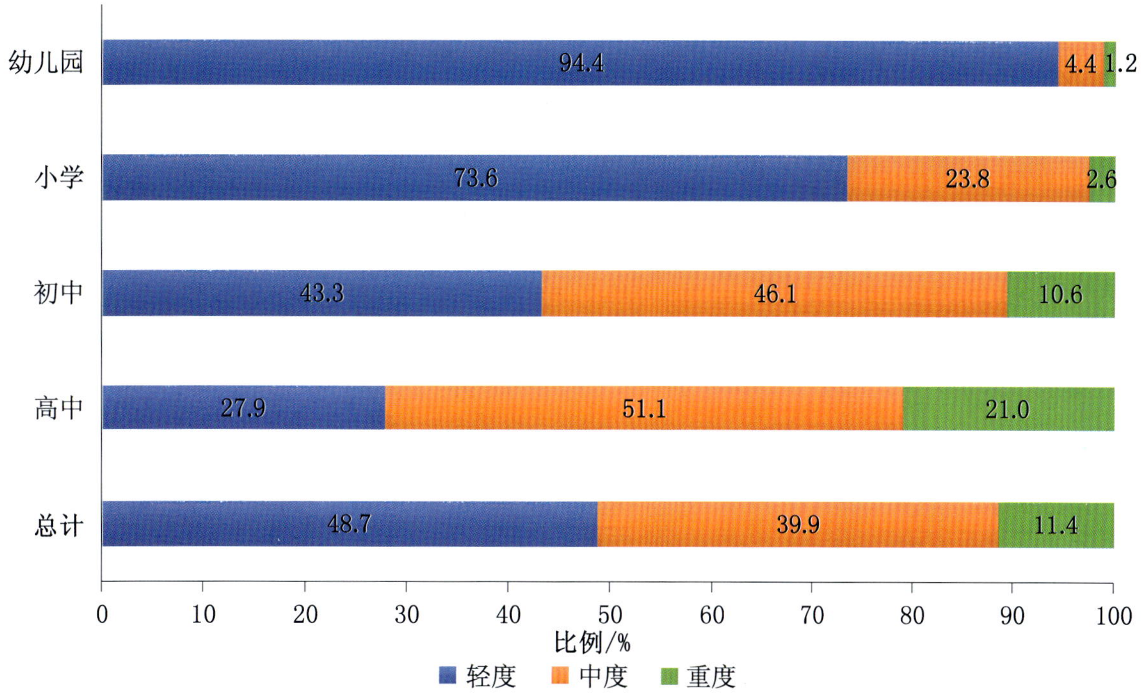

图4-1-2　2020年江苏省不同学段学生近视程度构成情况

（三）眼镜佩戴情况

幼儿园及中小学近视学生中眼镜佩戴率为60.3%，其中女生佩戴率为62.8%，高于男生的57.8%。按城乡分析，城区学生眼镜佩戴率与郊县相差不大，分别为61.1%和59.1%。按不同地区分析，苏南地区学生眼镜佩戴率为64.6%，苏中地区为58.9%，苏北地区为56.7%。（表4-1-2）

表4-1-2　2020年江苏省幼儿园及中小学近视学生眼镜佩戴率　单位：%

性别	城乡	地区			总计
		苏南	苏中	苏北	
男	城区	64.2	58.0	53.9	58.8
	郊县	57.7	55.6	55.5	56.4
	小计	61.4	57.0	54.6	57.8

表 4-1-2(续)

性别	城乡	地区			总计
		苏南	苏中	苏北	
女	城区	69.1	62.0	58.4	63.4
	郊县	66.2	59.0	59.4	61.9
	小计	67.9	60.8	58.8	62.8
总计	城区	66.6	60.0	56.1	61.1
	郊县	61.8	57.2	57.4	59.1
	小计	64.6	58.9	56.7	60.3

幼儿、小学生、初中生和高中生的眼镜佩戴率随学段的升高而升高，分别为6.0%、35.7%、67.5%和79.6%，其中幼儿园男生的眼镜佩戴率略高于女生，分别为6.2%和5.7%，而其余学段男生均低于女生。佩戴眼镜的学生中：男生佩戴框架眼镜的占98.7%，佩戴角膜塑形镜的占1.2%，女生佩戴框架眼镜的占98%，佩戴角膜塑形镜的占1.6%；苏南、苏中和苏北地区学生佩戴框架眼镜的占比分别为96.8%、99.4%和99.4%，佩戴角膜塑形镜的占比分别为3.0%、0.5%和0.2%。(图4-1-3)

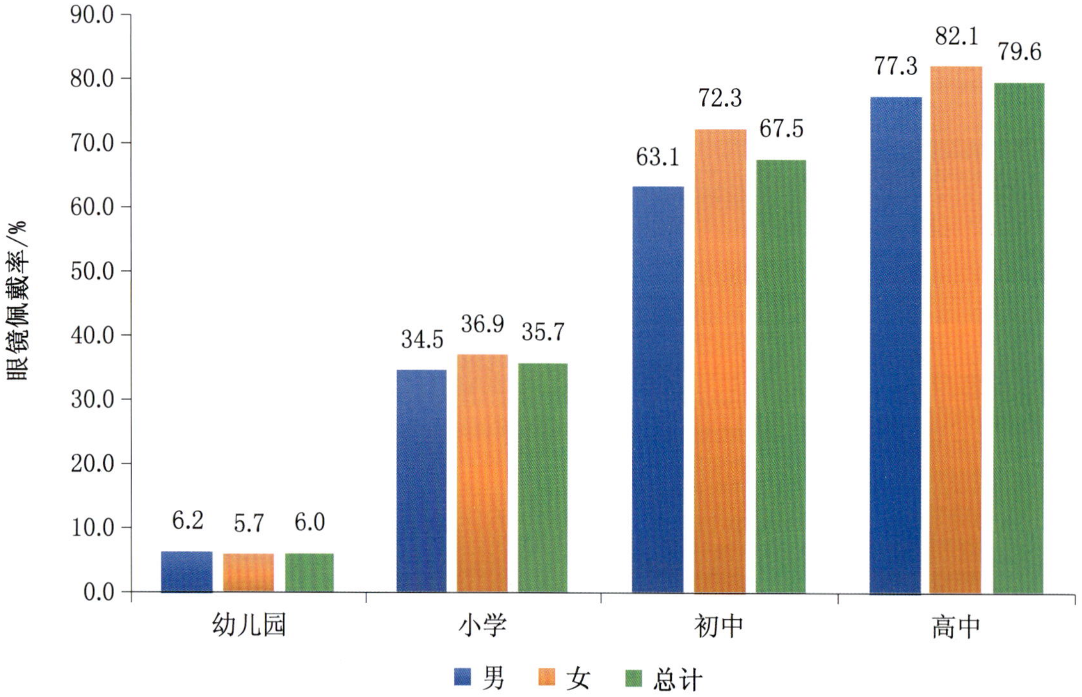

图 4-1-3 2020年江苏省不同学段近视学生眼镜佩戴率情况

(四) 小结

幼儿园及中小学学生中近视检出率为60.3%，其中女生近视检出率为62.5%，高于男生(58.3%)。按城乡分析，城区学生近视检出率为63.7%，高于郊县(56.1%)。按不同地区分析，苏南、苏中和苏北地区学生近视检出率分别为60.7%、62.7%和58.5%。从幼儿园到高中，学生的近视检出率随学段升高逐渐升高，幼儿、小学生、初中生和高中生分别为13.9%、42.4%、82.4%和89.4%。不同近视程度中，轻度近视学生占比48.7%，中度近视学生占比39.9%，重度近视学生占比11.4%。近视学生中眼镜佩戴率为60.3%。

二、龋齿情况

(一) 相关指标定义

龋均＝龋失补牙数/检查人数。
龋患率(%)＝患龋人数/检查人数×100%。

(二) 龋均

中小学生乳牙龋均为0.9，其中男生和女生龋均均为0.9。按城乡分析，城区中小学生乳牙龋均为0.8，低于郊县(1.0)。按不同地区分析，苏南、苏中和苏北地区中小学生乳牙龋均分别为0.9、0.9和0.8。(表4-2-1)

表4-2-1　2020年江苏省中小学生乳牙龋均

性别	城乡	地区			总计
		苏南	苏中	苏北	
男	城区	0.9±2.0	0.8±2.0	0.8±1.8	0.8±1.9
	郊县	1.0±2.1	1.1±2.1	1.0±2.0	1.0±2.1
	小计	0.9±2.1	0.9±2.0	0.9±1.9	0.9±2.0
女	城区	0.9±2.0	0.8±1.9	0.7±1.7	0.8±1.9
	郊县	0.9±2.0	1.1±2.2	1.0±2.1	1.0±2.1
	小计	0.9±2.0	0.9±2.0	0.8±1.9	0.9±2.0

表 4-2-1(续)

性别	城乡	地区			总计
		苏南	苏中	苏北	
总计	城区	0.9±2.0	0.8±1.9	0.7±1.8	0.8±1.9
	郊县	1.0±2.0	1.1±2.2	1.0±2.0	1.0±2.1
	小计	0.9±2.0	0.9±2.0	0.8±1.9	0.9±2.0

注:表中数值均为"均值±标准差"。

大中小学生恒牙龋均为 0.7,其中女生恒牙龋均为 0.8,高于男生(0.5)。按城乡分析,城区大中小学生恒牙龋均为 0.8,高于郊县(0.4)。按不同地区分析,苏南、苏中和苏北地区大中小学生恒牙龋均分别为 0.6、0.6 和 0.8。(表 4-2-2)

表 4-2-2　2020 年江苏省学生恒牙龋均

性别	城乡	地区			总计
		苏南	苏中	苏北	
男	城区	0.5±1.2	0.6±1.3	0.9±1.7	0.7±1.4
	郊县	0.4±1.0	0.3±0.9	0.4±1.0	0.4±1.0
	小计	0.4±1.1	0.5±1.2	0.7±1.4	0.5±1.3
女	城区	0.9±1.6	0.9±1.6	1.2±1.9	1.0±1.7
	郊县	0.5±1.4	0.4±1.1	0.5±1.2	0.5±1.2
	小计	0.7±1.5	0.7±1.5	0.9±1.7	0.8±1.6
总计	城区	0.7±1.4	0.8±1.5	1.0±1.8	0.8±1.6
	郊县	0.4±1.2	0.4±1.0	0.4±1.1	0.4±1.1
	小计	0.6±1.3	0.6±1.3	0.8±1.6	0.7±1.4

注:表中数值均为"均值±标准差"。

12 岁学生恒牙龋均为 0.6,其中女生恒牙龋均为 0.7,高于男生(0.5)。按城乡分析,城区 12 岁学生恒牙龋均为 0.7,高于郊县(0.5)。按不同地区分析,苏南、苏中和苏北地区 12 岁学生恒牙龋均分别为 0.6、0.6 和0.7。(表 4-2-3)

表 4-2-3 2020 年江苏省 12 岁学生恒牙龋均

性别	城乡	地区			总计
		苏南	苏中	苏北	
男	城区	0.4±0.9	0.6±1.2	0.8±1.4	0.6±1.2
	郊县	0.5±1.2	0.3±0.9	0.4±1.0	0.4±1.1
	小计	0.5±1.1	0.5±1.0	0.6±1.3	0.5±1.1
女	城区	0.7±1.1	1.0±1.5	1.0±1.5	0.9±1.4
	郊县	0.8±1.5	0.4±1.0	0.6±1.2	0.6±1.3
	小计	0.7±1.3	0.7±1.3	0.8±1.4	0.7±1.4
总计	城区	0.5±1.0	0.8±1.3	0.9±1.5	0.7±1.3
	郊县	0.7±1.3	0.4±0.9	0.5±1.1	0.5±1.2
	小计	0.6±1.2	0.6±1.2	0.7±1.3	0.6±1.2

注:表中数值均为“均值±标准差”。

(三)龋患率

大中小学生总体龋患率为 48.4%。苏南、苏中和苏北地区大中小学生龋患率分别为 46.0%、49.0%和 50.3%。小学生龋患率最高,为 58.2%,初中生龋患率最低,为34.2%,高中生和大学生龋患率分别为 42.7%和 49.3%。小学男生和女生龋患率相差不大,分别为 57.5%和 59.0%,初中、高中、大学女生龋患率分别为 38.8%、49.3%、55.4%,均高于同等学段男生的 30.3%、36.8%、40.8%。(图 4-2-1、图 4-2-2)

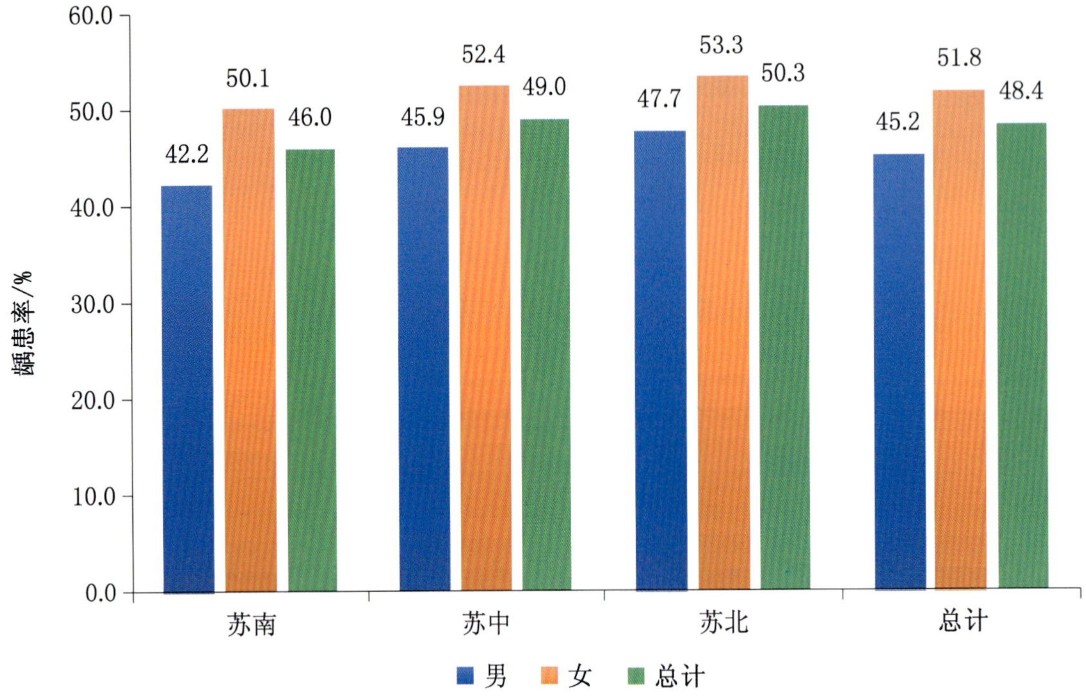

图 4-2-1 2020 年江苏省不同地区学生龋患率

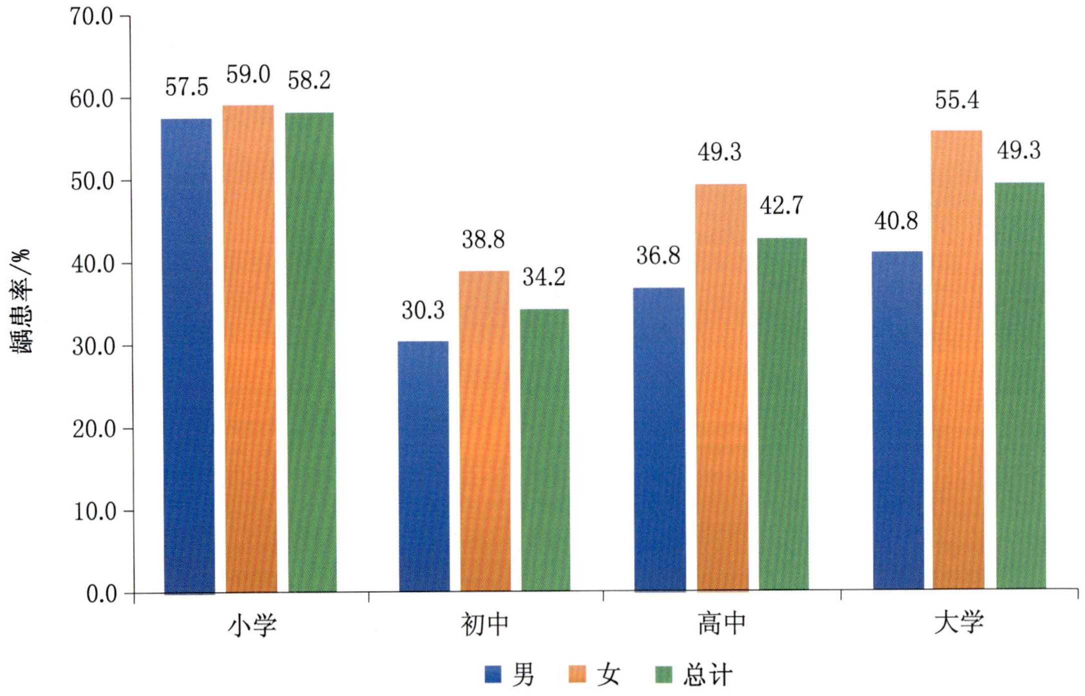

图 4-2-2 2020 年江苏省不同学段学生龋患率

大中小学生恒牙龋患率为 27.4%，其中男生为 23.6%，低于女生(31.5%)。按城乡分析，城区大中小学生恒牙龋患率为 33.2%，远高于郊县(18.9%)。按不同地区分析，苏南、苏中和苏北地区大中小学生恒牙龋患率分别为 24.8%、26.6%和 30.4%。(图 4-2-3、图 4-2-4)

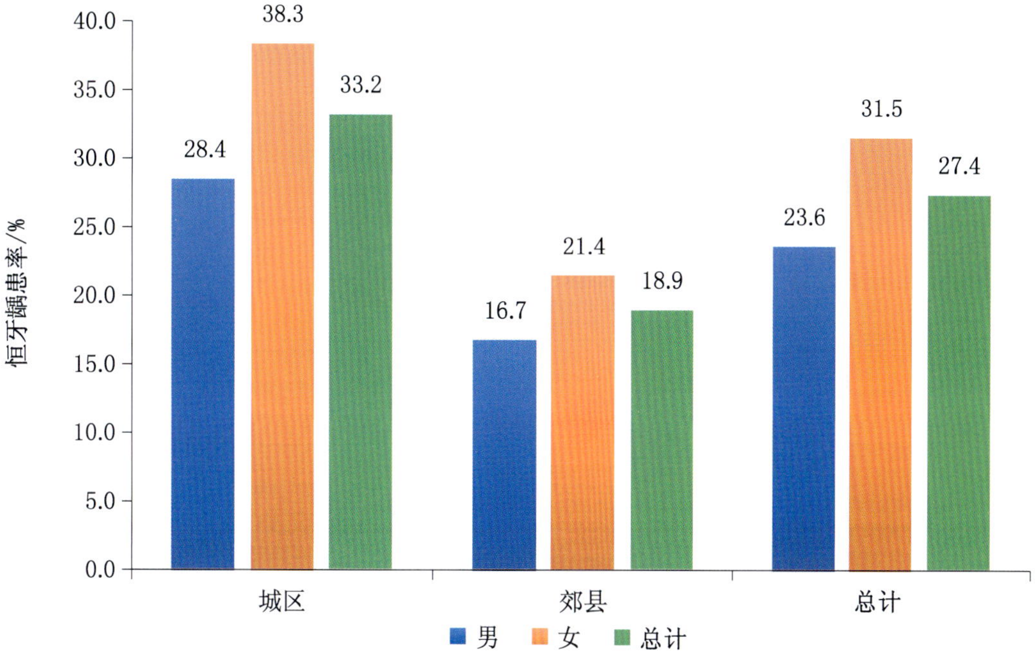

图 4-2-3　2020 年江苏省城乡学生恒牙龋患率

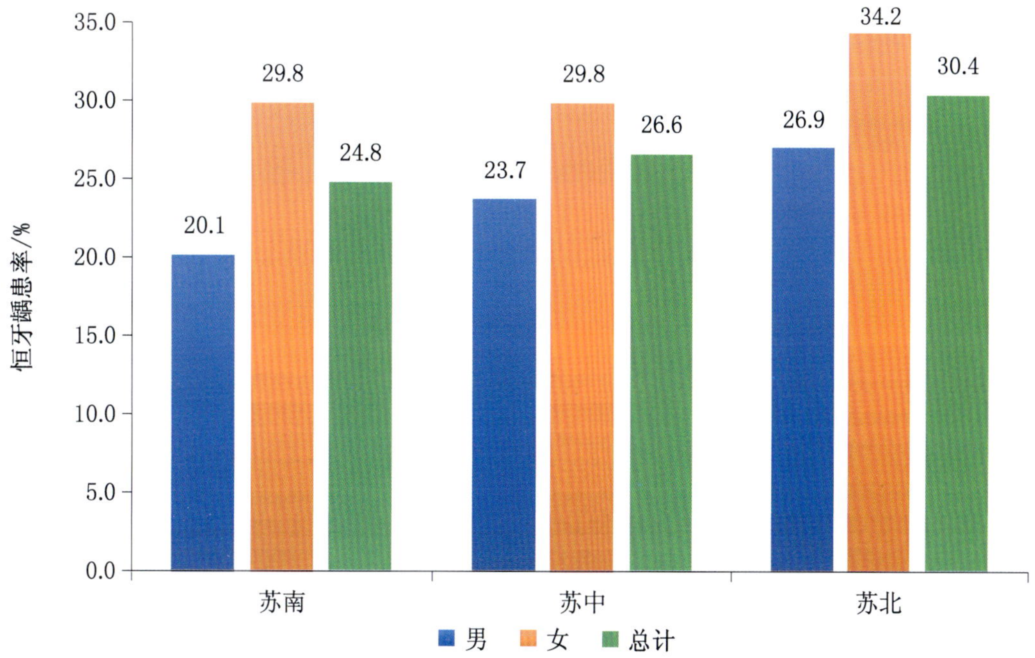

图 4-2-4　2020 年江苏省不同地区学生恒牙龋患率

（四）小结

中小学生乳牙龋均为 0.9；大中小学生恒牙龋均为 0.7；12 岁学生恒牙龋均为 0.6。

大中小学生总体龋患率为 48.4%，其中，恒牙龋患率为 27.4%。

三、超重肥胖及营养不良情况

（一）相关指标定义

体重指数(BMI)＝体重(kg)/[身高(m)]^{2}①。

超重肥胖率(%)＝超重肥胖人数/调查人数×100%，超重和肥胖筛查参考标准《学龄儿童青少年超重与肥胖筛查》(WS/T 586—2018)、《成人体重判定》(WS/T 428—2013)。

营养不良率(%)＝营养不良人数/调查人数×100%，营养不良筛查参考标准《学龄儿童青少年营养不良筛查》(WS/T 456—2014)。

（二）身高、体重情况

(1) 身高

小学生、初中生、高中生和大学生中男生的平均身高分别为 137.1 cm、165.2 cm、173.2 cm 和 173.5 cm，女生平均身高分别 136.5 cm、158.8 cm、161.3 cm 和 160.9 cm。不同学段、不同地区男生的平均身高均高于女生。（表 4-3-1）

表 4-3-1 2020 年江苏省学生平均身高 单位：cm

性别	城乡	地区			总计
		苏南	苏中	苏北	
男	小学	137.0±12.0	137.6±12.5	136.8±11.8	137.1±12.1
	初中	165.5±8.3	165.4±8.6	164.9±8.7	165.2±8.5
	高中	173.4±6.2	173.5±6.0	172.9±6.1	173.2±6.1
	大学	173.8±6.3	174.1±6.2	172.8±6.0	173.5±6.2

① 季成叶.中国学生超重肥胖 BMI 筛查标准的应用[J].中国学校卫生，2004，25(1)：125-128.

表 4-3-1(续)

性别	城乡	地区			总计
		苏南	苏中	苏北	
女	小学	136.1±12.4	137.2±13.0	136.4±12.6	136.5±12.7
	初中	159.1±5.8	158.8±6.1	158.5±5.9	158.8±6.0
	高中	161.2±5.5	161.6±5.5	161.2±5.5	161.3±5.5
	大学	160.7±5.3	161.9±5.5	160.7±5.4	160.9±5.4

注:表中数值均为“均值±标准差”。

(2) 体重

小学生、初中生、高中生和大学生中男生的平均体重分别为 36.6 kg、60.0 kg、70.1 kg和 70.4 kg,女生平均体重分别为 33.9 kg、52.8 kg、57.6 kg和 56.2 kg。不同学段、不同地区男生的平均体重均高于女生。(表 4-3-2)

表 4-3-2 2020 年江苏省学生平均体重 单位:kg

性别	城乡	地区			总计
		苏南	苏中	苏北	
男	小学	36.1±12.0	37.1±12.5	36.8±11.8	36.6±12.1
	初中	60.6±15.1	60.1±15.5	59.2±15.2	60.0±15.3
	高中	69.9±14.9	70.4±15.4	70.0±15.2	70.1±14.9
	大学	70.2±14.3	71.3±13.9	70.1±13.6	70.4±14.0
女	小学	33.3±10.6	34.5±11.3	34.1±11.0	33.9±10.9
	初中	53.1±10.3	52.5±10.8	52.7±10.7	52.8±10.6
	高中	56.7±10.1	58.4±11.2	58.0±10.3	57.6±10.4
	大学	55.1±9.5	58.1±10.8	56.2±9.9	56.2±10.0

注:表中数值均为“均值±标准差”。

(三) 超重肥胖情况

大中小学生超重肥胖率为 37.6%,其中男生为 44.5%,高于女生(29.9%)。按城乡分析,城区学生超重肥胖率为 37.1%,低于郊县(38.3%),但其中城区学生超重率为19.0%,略高于郊县(18.5%)。按不同地区分析,苏南、苏中和苏北地

区学生超重肥胖率分别为36.0%、39.1%和38.2%。(表4-3-3)

表4-3-3　2020年江苏省学生超重肥胖情况统计表　单位:%

性别	超重肥胖	城乡		地区			总计
		城区	郊县	苏南	苏中	苏北	
男	超重	21.6	20.4	21.0	22.2	20.6	21.1
	肥胖	22.8	24.2	22.5	23.9	24.0	23.4
	小计	44.4	44.6	43.5	46.1	44.6	44.5
女	超重	16.3	16.2	15.5	16.3	16.9	16.2
	肥胖	13.0	14.7	12.5	15.0	14.0	13.7
	小计	29.3	30.9	28.0	31.3	30.9	29.9
总计	超重	19.0	18.5	18.3	19.4	18.9	18.8
	肥胖	18.1	19.8	17.7	19.7	19.3	18.8
	小计	37.1	38.3	36.0	39.1	38.2	37.6

小学生、初中生超重率分别为18.2%、18.6%,高中生与大学生均为19.9%。不同学段男生超重率均高于女生,其中大学男生超重率最高,为24.7%,而大学女生超重率最低,为14.9%。(图4-3-1)

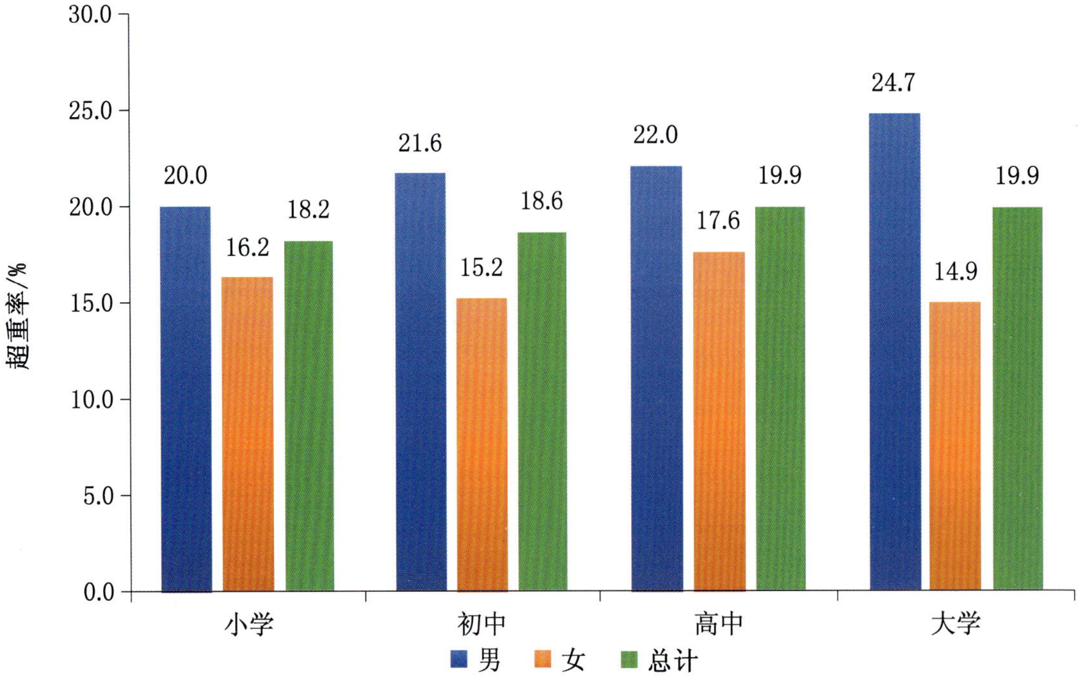

图4-3-1　2020年江苏省不同学段学生超重率

小学生、初中生、高中生和大学生的肥胖率分别为 23.1%、16.6%、14.6%和 9.5%，总体来看肥胖率随学段升高而下降。男生和女生的肥胖率在小学时最高，分别为 28.0%和 17.7%，在大学时最低，分别为 13.4%和 5.5%，不同学段男生肥胖率均高于女生。（图 4-3-2）

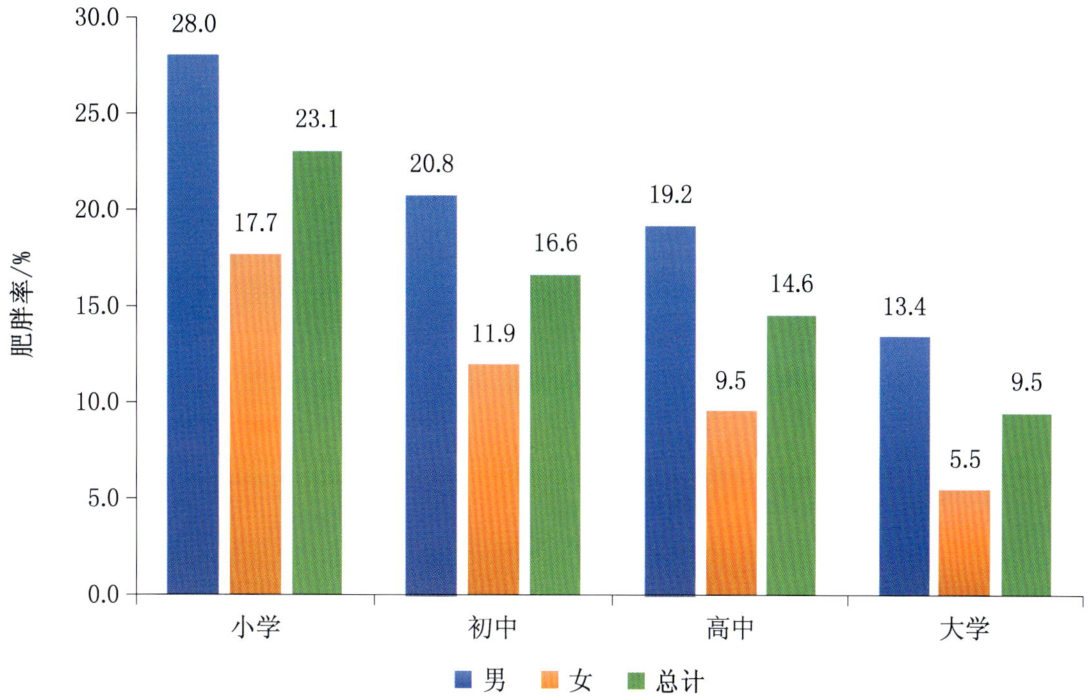

图 4-3-2　2020 年江苏省不同学段学生肥胖率

小学生、初中生、高中生和大学生的超重肥胖率分别为 41.3%、35.2%、34.5%和29.4%。在不同学段中：小学男生和女生超重肥胖率最高，分别为 48.0%和 33.9%；大学男生和女生超重肥胖率最低，分别为 38.1%和 20.4%；男生超重肥胖率均高于女生。（图 4-3-3）

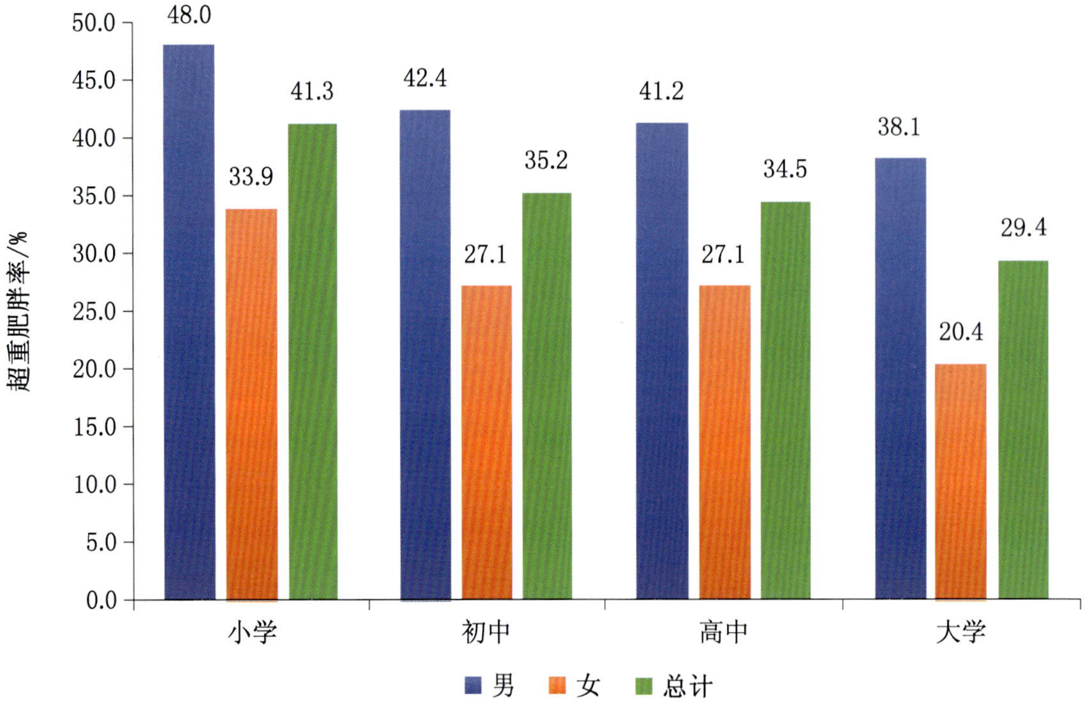

图 4-3-3　2020 年江苏省不同学段学生超重肥胖率

（四）营养不良情况

大中小学年龄小于 18 岁学生的营养不良率为 4.1%，其中男生为 4.6%，高于女生（3.6%）。按城乡分析，城区年龄小于 18 岁学生的营养不良率为 4.1%，略低于郊县（4.2%）。按不同地区分析，苏南地区年龄小于 18 岁学生的营养不良率为 4.7%，苏中地区为 4.3%，苏北地区为 3.4%。大中小学年龄小于 18 岁学生的生长迟缓检出率为 0.3%，消瘦检出率为 3.9%。（表 4-3-4）

表 4-3-4　2020 年江苏省大中小学年龄小于 18 岁学生的营养不良情况统计表

单位：%

性别	类型	城乡		地区			总计
		城区	郊县	苏南	苏中	苏北	
男	生长迟缓	0.3	0.2	0.2	0.1	0.3	0.2
	消瘦	4.3	4.7	5.1	4.6	3.7	4.5
	营养不良	4.5	4.9	5.3	4.7	3.9	4.6

表 4-3-4(续)

性别	类型	城乡		地区			总计
		城区	郊县	苏南	苏中	苏北	
女	生长迟缓	0.4	0.2	0.4	0.2	0.3	0.3
	消瘦	3.4	3.2	3.8	3.6	2.6	3.3
	营养不良	3.7	3.4	4.1	3.8	2.9	3.6
总计	生长迟缓	0.3	0.2	0.3	0.1	0.3	0.3
	消瘦	3.8	4.0	4.5	4.2	3.2	3.9
	营养不良	4.1	4.2	4.7	4.3	3.4	4.1

小学、初中、高中和大学中年龄小于 18 岁学生的生长迟缓检出率分别为 0.2%、0.1%、0.4%和1.0%，其中初中生最低，大学生最高。(图 4-3-4)

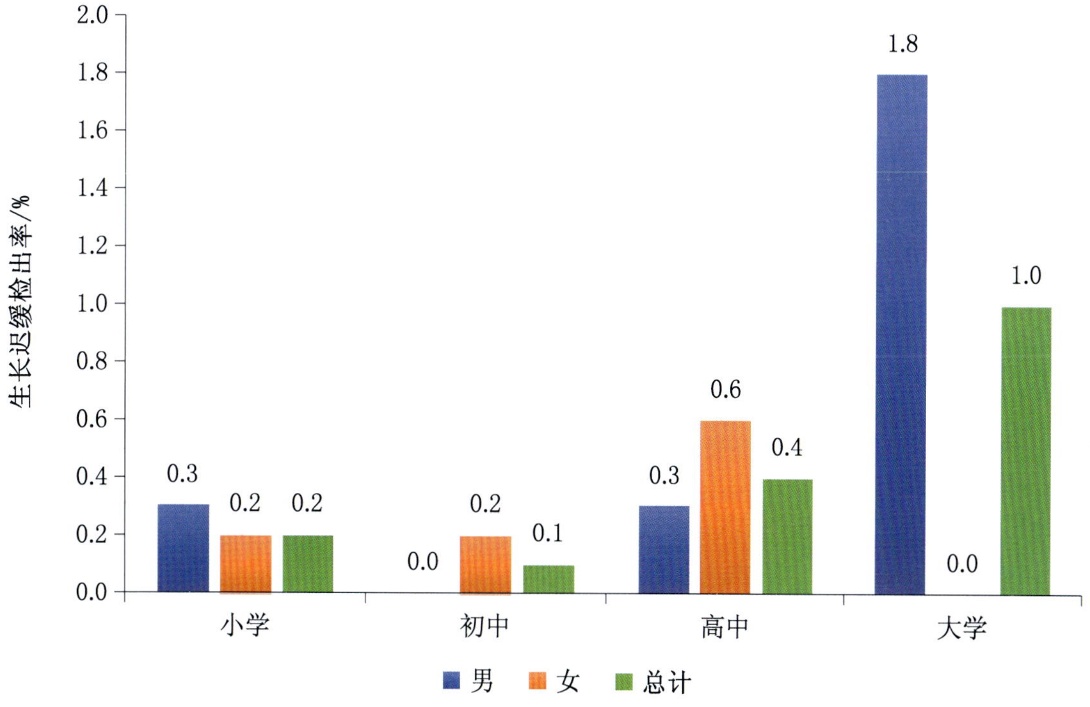

图 4-3-4　2020 年江苏省不同学段年龄小于 18 岁学生的生长迟缓检出率

小学、初中、高中和大学中年龄小于 18 岁学生的消瘦检出率分别为4.0%、3.8%、3.9%和5.7%，其中小学男生和女生消瘦检出率相差不大，分别为 4.0%和 3.9%，大学女生消瘦检出率为 8.0%，高于男生(3.6%)，初中和高中男生的消瘦检出率均高于女生。(图 4-3-5)

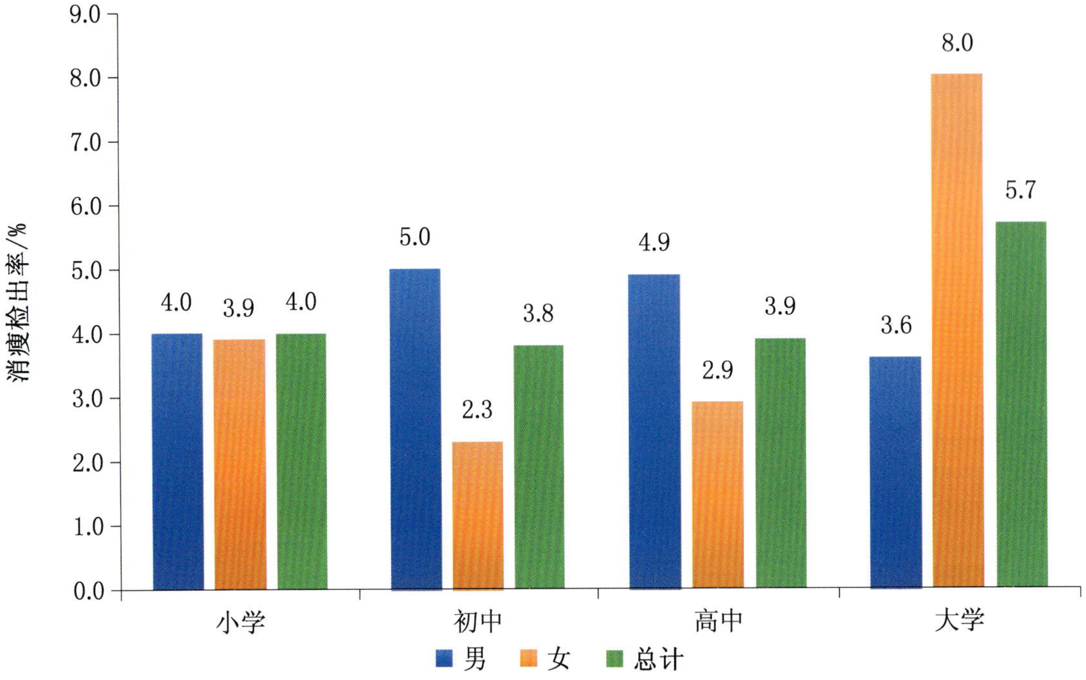

图 4-3-5　2020 年江苏省不同学段年龄小于 18 岁学生的消瘦检出率

小学、初中、高中和大学中年龄小于 18 岁学生的营养不良检出率分别为 4.2%、3.8%、4.3%和6.7%，其中初中生最低，大学生最高。小学男生和女生营养不良检出率相差不大，分别为 4.2%和 4.1%，大学女生消瘦检出率为8.0%，高于男生(5.5%)，初中和高中男生的营养不良检出率均高于女生。(图 4-3-6)

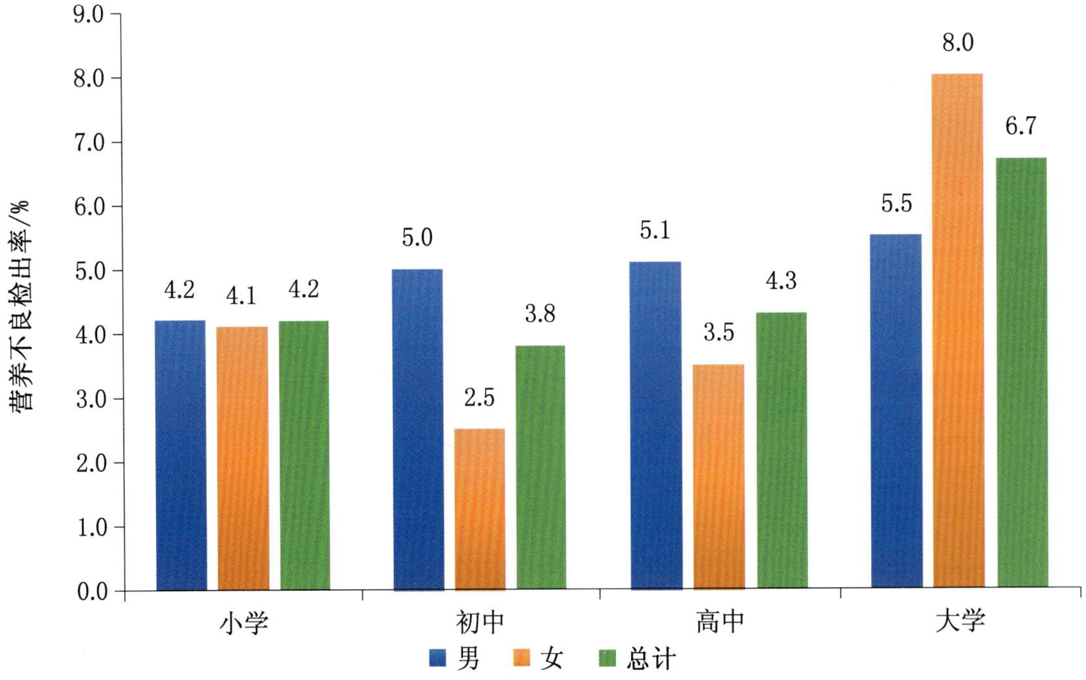

图 4-3-6　2020 年江苏省不同学段年龄小于 18 岁学生的营养不良检出率

（五）小结

小学生、初中生、高中生和大学生中男生的平均身高分别为 137.1 cm、165.2 cm、173.2 cm 和 173.5 cm，女生平均身高分别为 136.5 cm、158.8 cm、161.3 cm 和 160.9 cm；小学生、初中生、高中生和大学生中男生的平均体重分别为 36.6 kg、60.0 kg、70.1 kg 和 70.4 kg，女生平均体重分别为 33.9 kg、52.8 kg、57.6 kg 和 56.2 kg。

大中小学生超重肥胖率为 37.6%，超重率、肥胖率均为 18.8%。

大中小学年龄小于 18 岁学生的营养不良率为 4.1%，其中生长迟缓检出率为 0.3%，消瘦检出率为 3.9%。

四、脊柱弯曲情况

（一）相关指标定义

脊柱弯曲检出率（‰）＝脊柱弯曲异常人数/检查人数×1000‰。

脊柱侧弯检出率（‰）＝脊柱侧弯人数/检查人数×1000‰。

脊柱前后弯曲检出率（‰）＝脊柱前后弯曲人数/检查人数×1000‰。

脊柱后凸检出率（‰）＝脊柱后凸人数/检查人数×1000‰。

（二）脊柱弯曲发生情况

中小学生脊柱弯曲检出率为 16.6‰，其中女生为 18.0‰，高于男生（15.3‰）。按城乡分析，城区中小学生脊柱弯曲检出率为 16.1‰，略低于郊县（17.1‰）。按不同地区分析，苏南、苏中和苏北地区中小学生脊柱弯曲检出率分别为 22.6‰、22.8‰和 6.8‰。不同脊柱弯曲类型中，脊柱侧弯检出率为 14.9‰，脊柱前后弯曲检出率为 1.9‰。脊柱前后弯曲中脊柱后凸检出率为 1.2‰。（表 4-4-1）

表 4-4-1　2020 年江苏省中小学生脊柱弯曲情况统计表　　单位:‰

性别	类型	城乡		地区			总计
		城区	郊县	苏南	苏中	苏北	
男	脊柱侧弯	11.4	15.9	19.9	18.3	4.0	13.3
	脊柱前后弯曲	2.8	1.0	0.5	2.3	3.4	2.0
	脊柱弯曲	14.1	16.7	20.3	20.4	7.4	15.3
女	脊柱侧弯	17.8	15.0	24.3	23.7	4.4	16.6
	脊柱前后弯曲	0.9	2.9	1.6	2.2	1.7	1.8
	脊柱弯曲	18.3	17.6	25.2	25.4	6.1	18.0
总计	脊柱侧弯	14.4	15.5	22.0	20.9	4.2	14.9
	脊柱前后弯曲	1.9	1.9	1.0	2.3	2.6	1.9
	脊柱弯曲	16.1	17.1	22.6	22.8	6.8	16.6

小学生、初中生和高中生的脊柱侧弯检出率分别为 5.4‰、21.2‰和 27.7‰。不同学段女生脊柱侧弯检出率分别为 5.7‰、26.2‰和 29.1‰，均高于同等学段男生(5.0‰、17.0‰和 26.4‰)。(图 4-4-1)

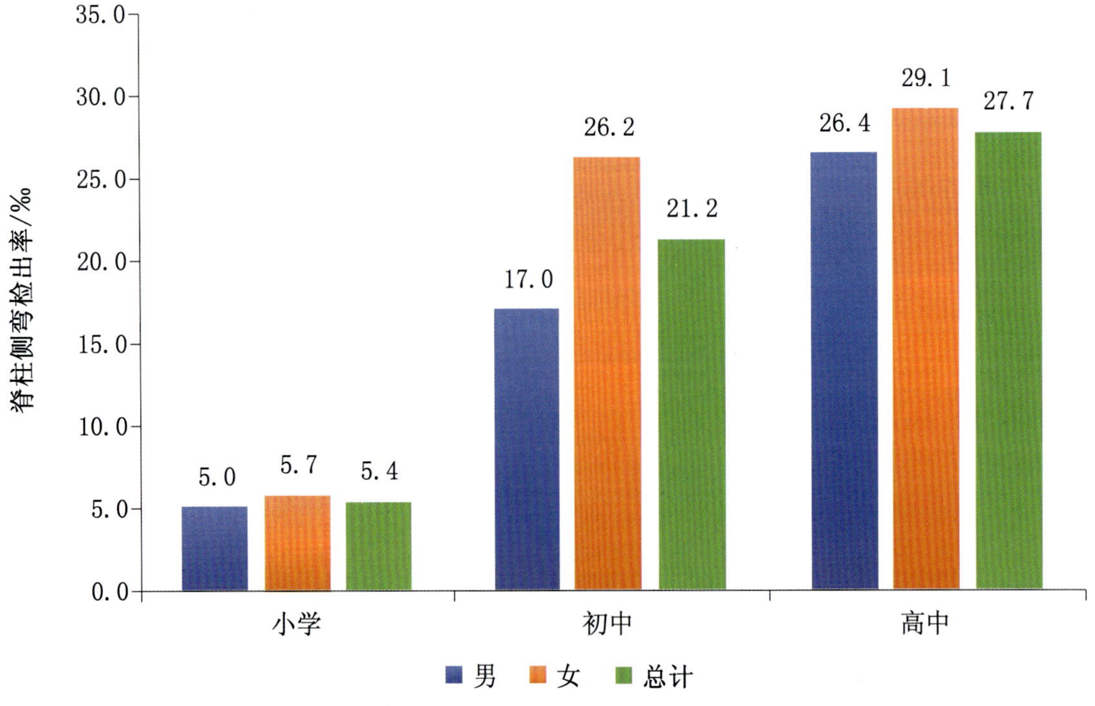

图 4-4-1　2020 年江苏省中小学生脊柱侧弯检出率

高中生脊柱前后弯曲检出率最高，为 3.1‰，初中生次之，为 2.7‰，小学生最低，为 1.0‰。小学女生脊柱前后弯曲检出率为 1.1‰，高于男生(0.8‰)，初中男生和女生脊柱前后弯曲检出率相差不大，分别为 2.7‰和 2.6‰，高中男生脊柱前后弯曲检出率为 3.8‰，高于女生(2.2‰)。(图 4-4-2)

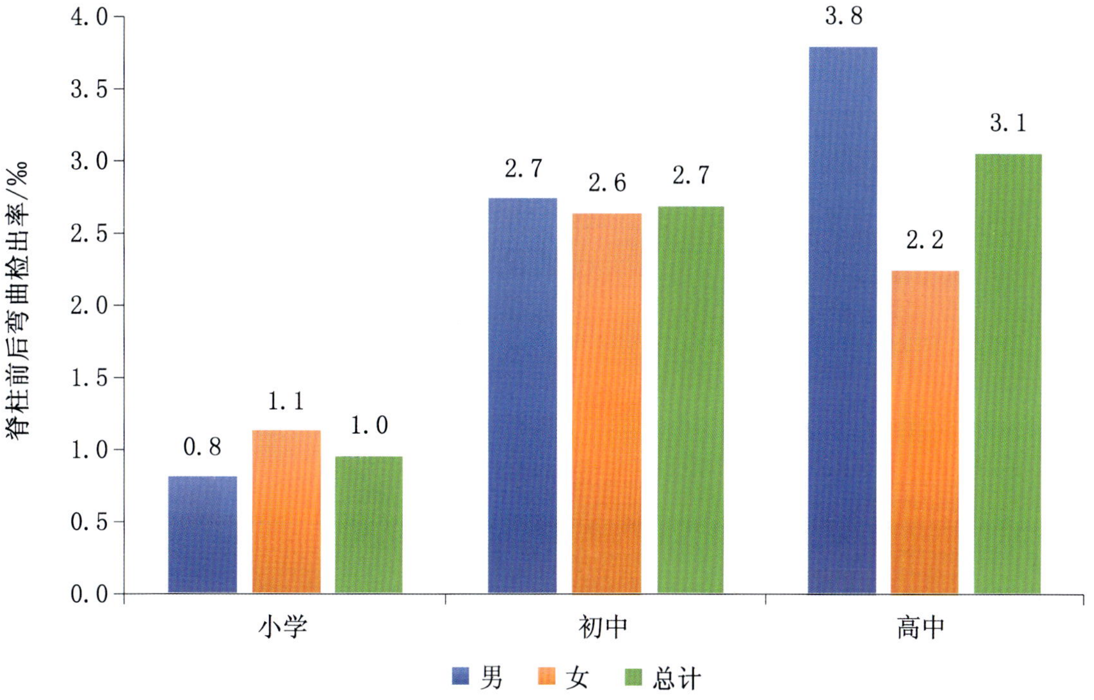

图 4-4-2　2020 年江苏省中小学生脊柱前后弯曲检出率

随着学段的上升脊柱弯曲检出率也上升，小学生、初中生和高中生的脊柱弯曲检出率分别为 6.1‰、23.6‰和 30.6‰。其中小学、初中和高中女生脊柱弯曲检出率分别为 6.5‰、28.3‰和 31.2‰，均高于同等学段男生脊柱弯曲检出率(5.7‰、19.5‰和 30.0‰)。(图 4-4-3)

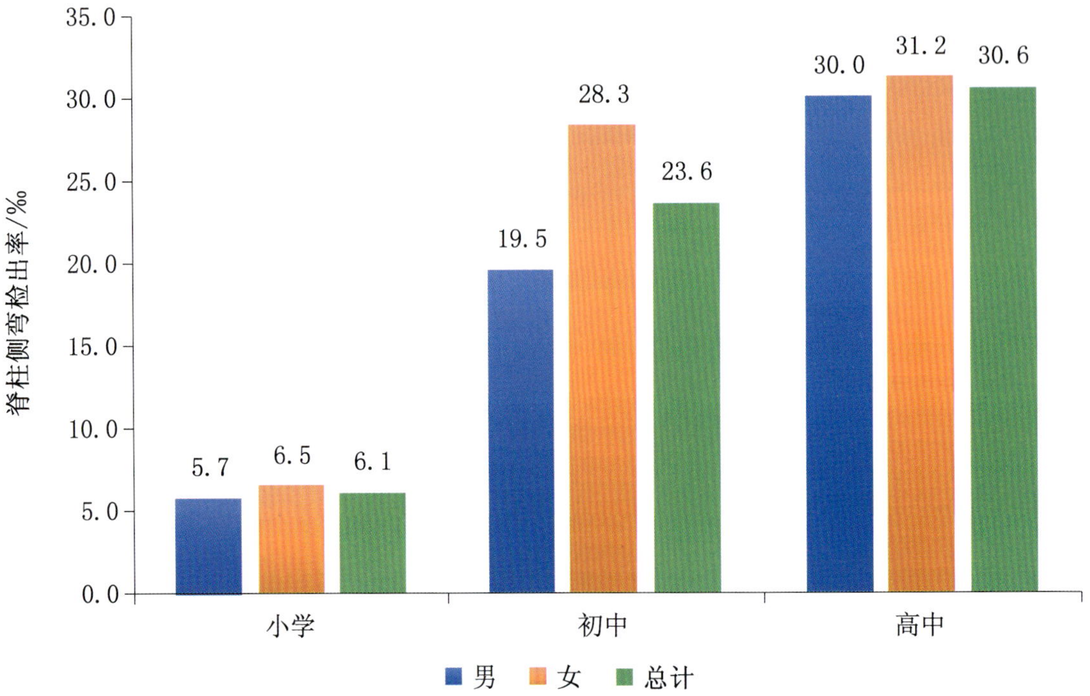

图 4-4-3 2020 年江苏省中小学生脊柱弯曲检出率

（三）小结

中小学生脊柱弯曲检出率为 16.6‰，其中女生为 18.0‰，高于男生（15.3‰）。按城乡分析，城区中小学生脊柱弯曲检出率为 16.1‰，略低于郊县（17.1‰）。按不同地区分析，苏南、苏中和苏北地区中小学生脊柱弯曲检出率分别为 22.6‰、22.8‰和 6.8‰。不同脊柱弯曲类型中，脊柱侧弯检出率为 14.9‰，脊柱前后弯曲检出率为 1.9‰。脊柱前后弯曲中脊柱后凸检出率为 1.2‰。

五、血压偏高情况

（一）相关指标定义

血压偏高，是指 7～17 岁儿童青少年的收缩压和（或）舒张压大于或等于同性别、同年龄、同身高百分位血压 P_{95}，18 岁青少年参考成人标准，收缩压≥140 mmHg 和（或）舒张压≥90 mmHg。

血压偏高筛查参考标准《7～18 岁儿童青少年血压偏高筛查界值》（WS/T 610—2018）。

（二）血压偏高发生情况

大中小学生血压偏高检出率为14.9%，其中男生为16.2%，高于女生(13.5%)。按城乡分析，城区学生的血压偏高检出率为15.2%，高于郊县(14.5%)，但在女生中郊县的检出率为14.0%，高于城区(13.1%)。按不同地区分析，苏南、苏中和苏北地区学生血压偏高检出率分别为13.4%、17.5%和14.8%。(表4-5-1)

表4-5-1 2020年江苏省学生血压偏高检出率

单位：%

性别	城乡	地区			总计
		苏南	苏中	苏北	
男	城区	16.5	18.8	16.7	17.1
	郊县	12.2	19.2	14.9	14.9
	小计	14.7	18.9	16.0	16.2
女	城区	12.3	14.5	13.1	13.1
	郊县	11.7	18.1	13.9	14.0
	小计	12.1	16.0	13.4	13.5
总计	城区	14.5	16.7	15.0	15.2
	郊县	11.9	18.7	14.5	14.5
	小计	13.4	17.5	14.8	14.9

小学生、初中生、高中生和大学生的血压偏高检出率分别为13.1%、17.3%、17.7%和6.3%。男生中高中生血压偏高检出率最高，达到21.1%，初中生次之，为18.5%，大学生最低，为10.4%；女生中初中生最高，为15.8%，高中生次之，为14.1%，大学生最低，为2.1%。除小学外，初中、高中和大学男生血压偏高检出率均高于女生。(图4-5-1)

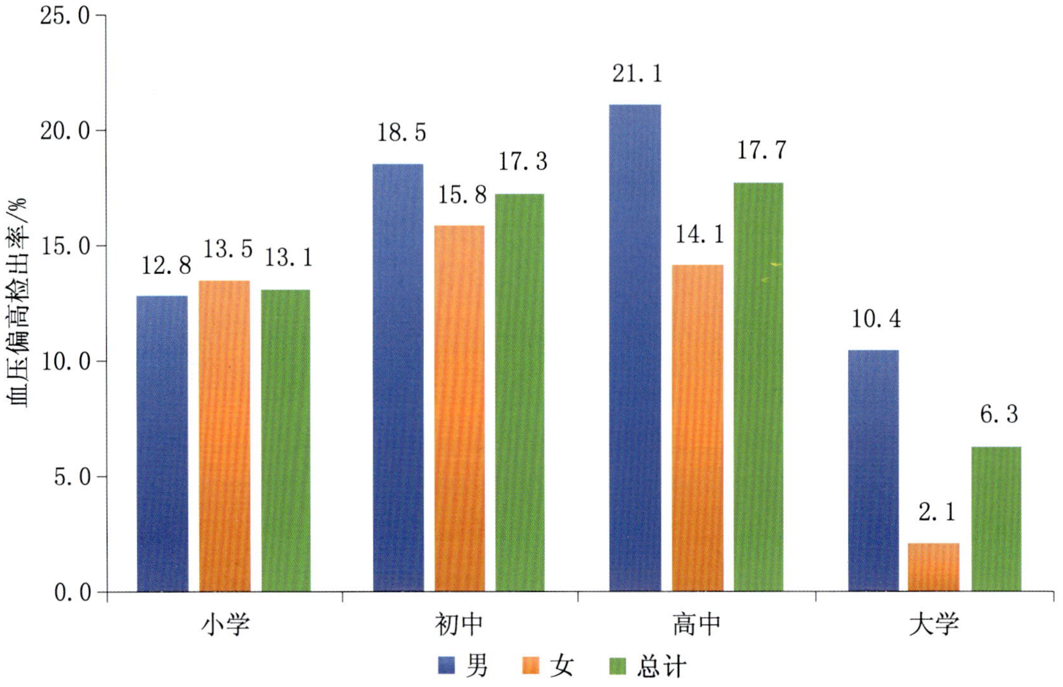

图 4-5-1 2020 年江苏省不同学段学生血压偏高检出率

（三）小结

大中小学生血压偏高检出率为 14.9%，其中：男生血压偏高检出率为 16.2%，高于女生（13.5%）；城区学生的血压偏高检出率为15.2%，高于郊县（14.5%），但在女生中郊县的检出率为 14.0%，高于城区（13.1%）；苏南、苏中和苏北地区学生血压偏高检出率分别为 13.4%、17.5%和 14.8%；小学生、初中生、高中生和大学生的血压偏高检出率分别为 13.1%、17.3%、17.7%和 6.3%。

第五章　学生常见病和健康影响因素监测工作政策建议

一、加强监测

全面掌握全省学生生长发育指标和主要健康影响因素，提高监测质量，为描述学生发育长期趋势和学生常见病变化状况提供基础，为政府评估干预成效和出台有针对性的干预策略提供科学依据。

二、扎实开展学生常见病防控工作

（1）控制学生近视。近视防控已经上升到国家战略高度，并纳为省政府的考核指标。有关单位应认真落实《国务院关于实施健康中国行动的意见》中提出的“中小学健康促进行动”，贯彻落实教育部提出的“一增、一减、一保障”。

（2）控制超重和肥胖。近年监测发现儿童青少年超重肥胖率持续增加，为了加强儿童青少年肥胖防控工作，有效遏制超重肥胖流行，促进儿童青少年健康成长，国家卫生健康委员会办公厅、教育部办公厅等六部门联合出台《儿童青少年肥胖防控实施方案》，江苏省卫生健康委员会、江苏省教育厅等六部门联合出台《江苏省儿童青少年肥胖防控实施方案》。学校应大力开展健康教育工作，普及膳食营养知识，指导学生建立良好的饮食和生活习惯，减少高油、高盐、高糖食物摄入，适当增加体育运动和体力活动，逐渐达到合理体重。

三、密切关注学生心理健康

2021 年 10 月 15 日，教育部在对政协第十三届全国委员会第四次会议提出的《关于进一步落实青少年抑郁症防治措施的提案》的答复中明确提到：将抑郁症筛查纳入学生健康体检内容，建立学生心理健康档案，评估学生心理健康状况，对测评结果异常的学生给予重点关注。学校应开设心理健康教育课程，配备专业心理咨询老师，适时开展学生心理健康筛查，及早发现学生心理问题。同时，依托临床心理专业技术力量建立“家-校-医”联合防控机制，指导学生掌握人际交往技巧，掌握化解矛盾的方式方法，正确面对失败和挫折，及时指导有抑郁和自杀倾向的学生就医。